Oh! my更年期

わたしがわたしでなくなっていく

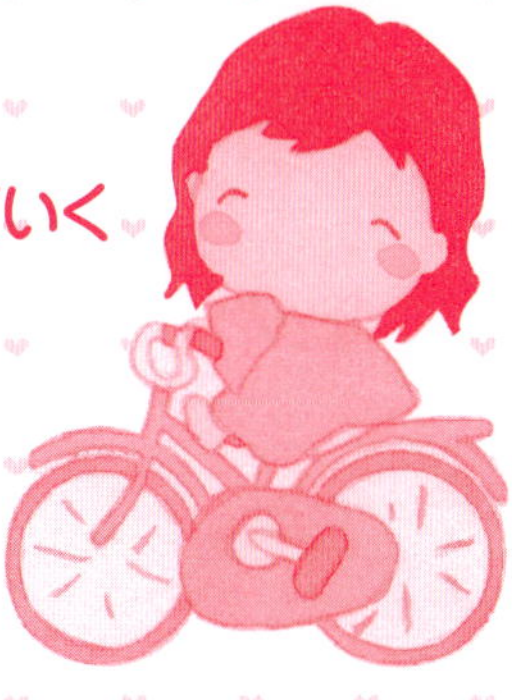

廣中タエ 著

高文研

もくじ

I かわる

Ⅱ

こわれる

Ⅲ

あまえる

Ⅳ

たどる

V つむぐ

カバー・本文イラスト――枝（EDA）
装丁・商業デザインセンター――増田　絵理

はじめに

なんとかなるさと舐《な》めてかかっていた更年期。
その凄まじさたるや、疾風怒濤《しっぷうどとう》の襲うがごとし……。
魑魅魍魎《ちみもうりょう》の荒れ狂うがごとし……。

身も心も全くのコントロール不能に陥ってしまった。

ありとあらゆる体調不良。
わき出してくるイライラに、訪れるうつうつ……。
突然あふれだす涙……。

自分でもわけが分からない。
家族やお医者さんに、どう説明すればいいんだろ。

なんにでも腹がたつんですっ。

なにをしても楽しくないんですっ。

とにかく寂しくて泣けてくるんですっ。


何一つ思うようにならなくて、せつない。

あれほどあこがれていた自分だけの時間がたっぷり手に入ったはずなのに、何もできないまま日々うつうつと過ごすむなしさとなさけなさ……。


誰にも分かってもらえそうもないつらさを抱えながら、わきあがる想いを書き綴ることだけがわたしにできることだった。


こんなおばさんもいるんだぁと、あきれたり笑ったりしながら読んでいただけたら幸せ……。

そうして、ほんの少しほっとしていただけたら、もっと幸せ。

I かわる

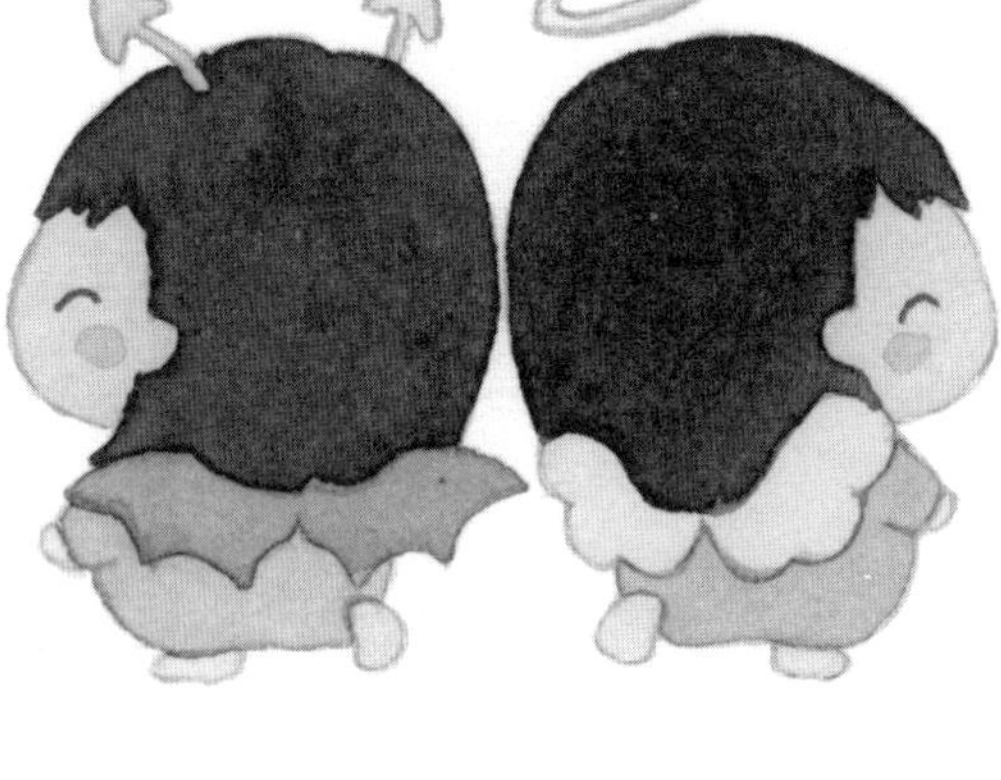

手帳

バッグの中の青い手帳。

毎年同じメーカーの同じ形で二十年。

スケジュールの他に、日記代わりのメモ、誰にも言えない独り言、お付き合いの控えなど……つれづれにゴチャゴチャと。

四十五歳を境に、心身ともに不調を訴える言葉がページを埋め尽くす。

バラエティーに富むその諸症状……もちろん日替わり。

いらいら　気がへんになりそう　やつあたり　匂いが気になる　爆発　涙　ヒステリー　パニック　泣く　しんどい　だるい　吐き気　ムカムカ　すべて灰色　厭《えん》世《せい》観　楽しくない　落ち込み　憂鬱　暗い　胸が痛い　息が苦しい　のどがつまる

耳が塞《ふさ》がる　集中力がない　思考能力なし　頭へん　不安感　頭ボンヤリ　ふらふら　ふわふわ　めまい　下腹気持ち悪い　目のかすみ　ホットフラッシュ　不整脈　絶不調　風邪　熱　頻脈《ひんみゃく》　胸がきゅっとなる　息切れ　動悸《どうき》　不正出血　不定愁訴《しゅうそ》　寝込む　味覚異常　びらん　頭痛　からだじゅう痛い　関節痛　全身の違和感　かゆい　妄想ひどい　恐怖　眠い　節々が痛い　目がぼやける　目の痛み　気が遠くなる感じ　肩こり　首の痛み　背中に鉄板しょってる感じ　足がだるい　耳鳴り　太った　寒け　冷え　不眠　何度も目が覚める　何もする気がしない　朝起きられない　手に力が入らない　ふるえ　手足の違和感　寂しい　音がひびく　後ろ頭が重い　むくみ　頻《ひん》尿　腰痛　のぼせ　ほてり　しみ　お腹の張り　腹が立つ　あせり

ひとつひとつをわが身に受け止める。
人には見えないまま、わたしの中で毎日起こっていること。
もう……わやくそ……。

できない

この体の調子をどう説明すればいいんだろ。
あまえているとしか言われんやろな。
……だれにも分かってもらえない。

「ぐうたら寝やがって」
「メシもつくらんやつが」

……ひとりで泣くときの涙は頬に冷たい。

からだじゅうのいろんなつらい症状がつぎつぎに現れて、坂道を転げ落ちるみたいに、ますます調子悪くなっていく。

きょうは目がショボショボして、吐き気までする。

不調が毎日毎日とぎれなく続いて、その程度を増してくる。

仕事ができない。
ものの判断ができない。
夜、寝つけない。
イライラを自分で押さえられない。
味がしない。
朝、起きられない。
外に出られない。

……わたしがわたしでなくなっていく。

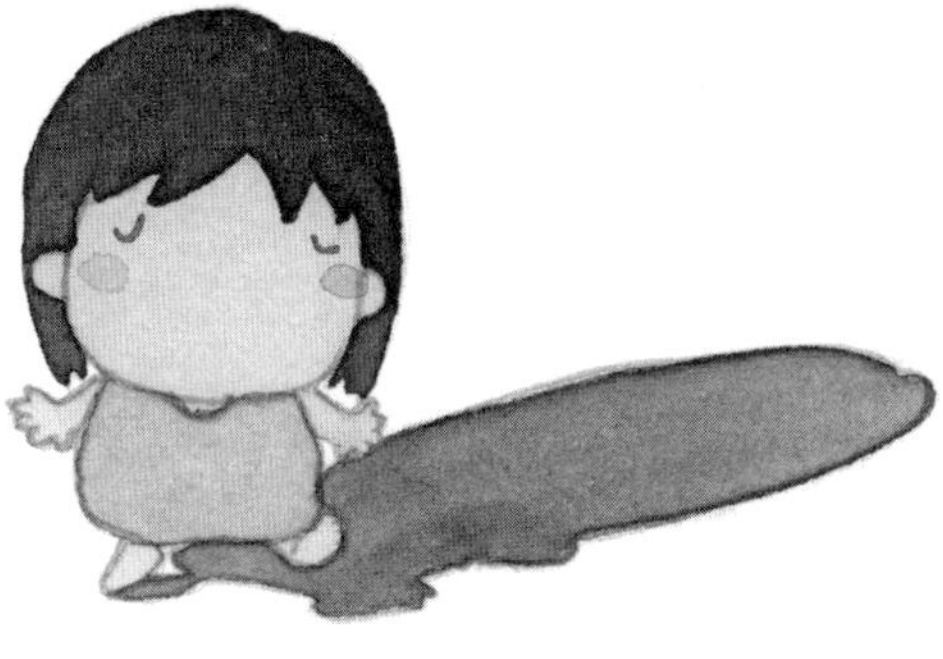

二段腹

とうとう二段腹。

下っ腹だけがポッコリ出ていたのが、いつのまにかお臍《へそ》の上の方にも肉座布団が
もう一枚。

りっぱ。

りっぱだけど、たいそう動きにくい。
二段のお腹が邪魔をして、足の爪が切りにくい。
熱いお風呂に入ったあと、お肉とお肉の間は桜色になっていないもんね……。

キュウリをトントントントントンと切ると、二の腕とほっぺたのお肉がタルンタルンタルンタルンと揺れる。

まさか、こんなに太るとは思っていなかった。

踏み台昇降をしたり、ショウガ紅茶ダイエットを試してみたり、どれも、まじめに続けないから、痩せたり太ったりの惨めな繰り返し。

三段腹になる日は、そう遠くないような気がする。

それなのに、痩せんといけんと思うばかりで、いまひとつ気合いの入らない自分がなさけない。

ひざ

膝が痛い。

じっとしていても、痛い。

とうとう耐えきれずに、病院へ行く。

太い注射器で、膝にたまった水を抜いたりすることになったらどうしようとビクビクしていたら、
「急に太られましたか」
と、若くてかっこいいお医者さん。

「はい」

レントゲン異常なし。

体重の増加で膝に負担がかかっているんだって。

膝関節用の体操が書いてある紙と湿布薬をもらって帰った。

やっぱり痩せんといけん。

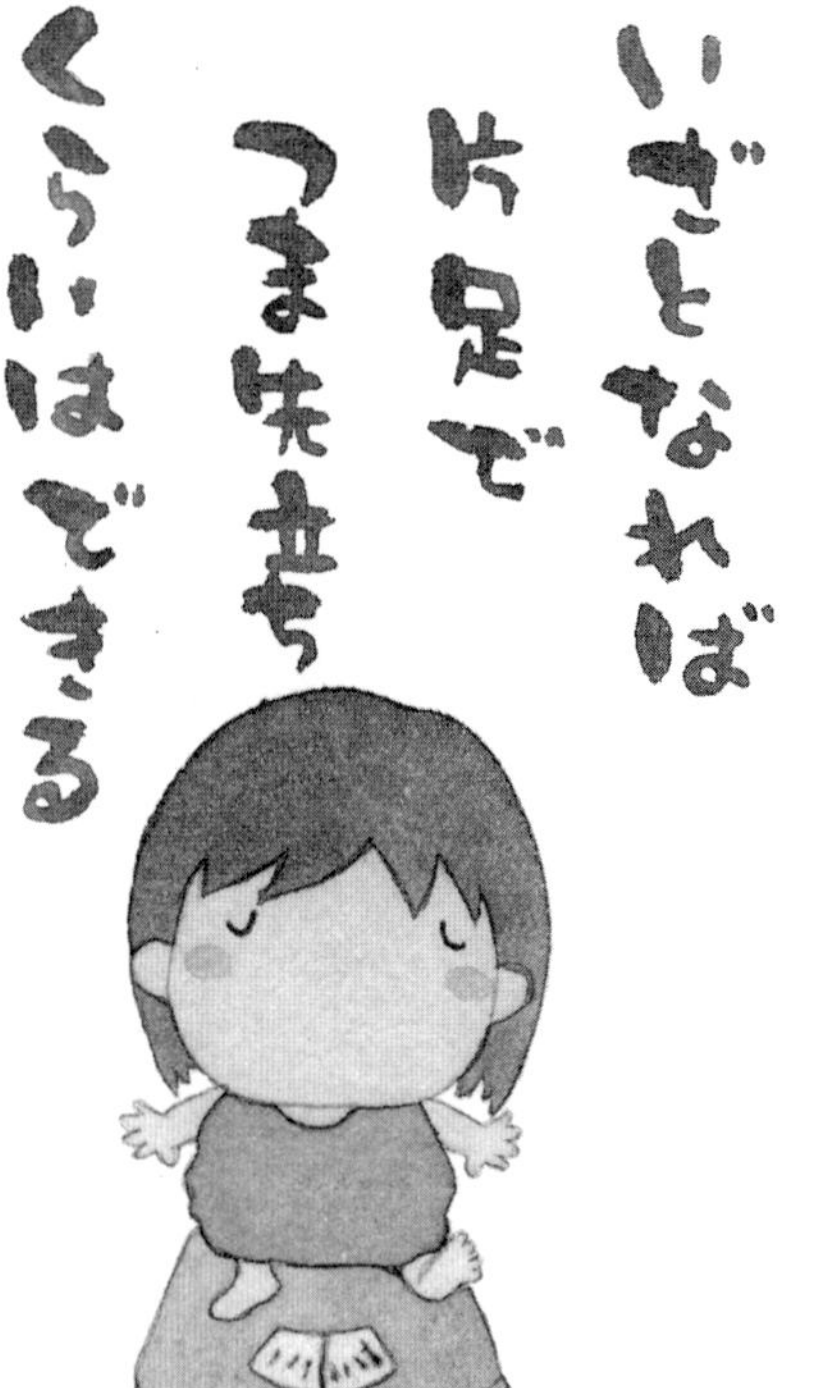
いざとなれば
片足で
つま先立ち
くらいはできる

太る

若かりしころ、旧姓「堀川」をもじり「ホネかわ」と呼ばれていた。
スリムジーンズが流行ったころに「袋に割り箸」と言われていたのは、このわたし。

「あらぁっ、だれかわからんくらい太ったねぇ。
なにか病気?
薬の副作用でそうなったん?
失礼じゃけど、何キロくらい太ったん?」
あまりの直球に、涙ぐんでしまう。

「あなたのこと、心配して言ってあげよるんよ。ほんと、昔は細くてきれいだったのにねぇ」

と、続く。

……きつい……。

「いやぁ、こないだハチに刺されてねぇ。あれから腫《は》れたままもとに戻らんのよ」

やけくその切り返しに、

「ハチに失礼だから、そんなこと言うのやめときなさい」

と、返される。

……お願いだから、そっとしといてね。

耳《じ》閉《へい》感《かん》

耳が塞《ふさ》がる。

高い山に登ったり、トンネルに入ったときの、あの耳がつまった感じ。
朝、起き上がったときから両耳が塞がって、自分の声も人の声も遠くに聞こえる。
何日も続いて治らない。

つらい。

冷蔵庫のモーター音、外に停まっている車のエンジン音、工事現場のドリルの音、世の中のすべての音という音が頭の中にウワンウワンと響きわたる。

気分が悪い。

今日もまた耳が塞がったまま一日を過ごすのかぁ……。

重い身体と重い気分。

むりやりの笑顔で、自分をだます。

楽しいから笑うのか、笑うから楽しくなるのか、まっ、どっちでもいいから、とにかく笑う。

やけくその笑顔でも、ええことありそうな気がしてくるから、とりあえず笑っとく。

塞がった耳の奥で、笑い声がボアンボアンと響く……。

肩こり

肩がこる。
頭が痛い。
首も曲がらん。
吐き気までしてきた。
背中もパンパンに張って気分が悪い。
鉄板が貼りついとる。

そういう日にかぎって、机の角で太ももをゴキーンと強打。
その後、花瓶を落としてガシャーン。
なんでもないところで躓《つまず》いてドケッとこける。

ますます、気分が悪くなる。
神様、こんな日はどうしたらいいですか。

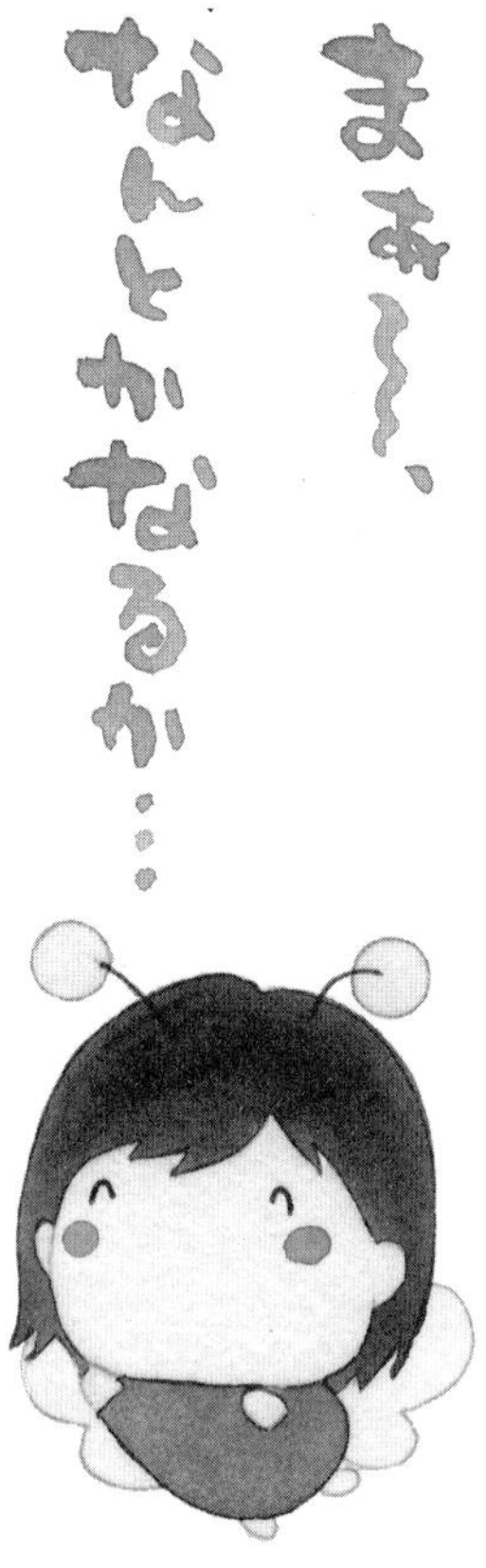

目

生まれつきの斜視で、左目が利《き》き目。
その大切な左目が、コロコロ痛くて開けていられなくなって病院へ……。

黒目に傷だって。
潤《うるお》いを保つ目薬をもらった。

幼いころの斜視の手術あとの複視も、目の筋肉の衰えで調子が悪い。
遠視に斜視、おまけに老眼の進む目は、新しい眼鏡がすぐに合わなくなる。
朝と夜、晴れの日と雨の日、体の調子で見え具合が違って、どうしようもない。

憂鬱。

夜、無理に文庫本など読もうものなら、翌朝は目が真っ赤になって痛むようになった。

好きな本も読めん……。

目も、どんどんおばちゃんになっていく……。

とうとう、ふだん使いの遠近両用とは別に、手許用の眼鏡をもう一つ誂《あつら》えて、胸にぶら下げることになった。

かわいいピンクのフレームの超老眼鏡……。

しみ

「むきたてのゆで卵みたい」と言われるほどの、ツルツルピカピカのお肌だったのに……いつのまにかガサガサのゴワゴワ。

頬に大きな三角のしみ。

うっそぉ、信じられん。

ボロボロやぁ。

ろくに顔を洗いもせずに寝よったもんな。

完璧な洗顔とこまめな保湿。ほどほどのお値段の化粧水と乳液とクリームで、毎晩がんばらんといけん。

わかっとるけど、しんどいから続かん。


じつに残念だ。

毛

体じゅうの毛が薄くなってきた。

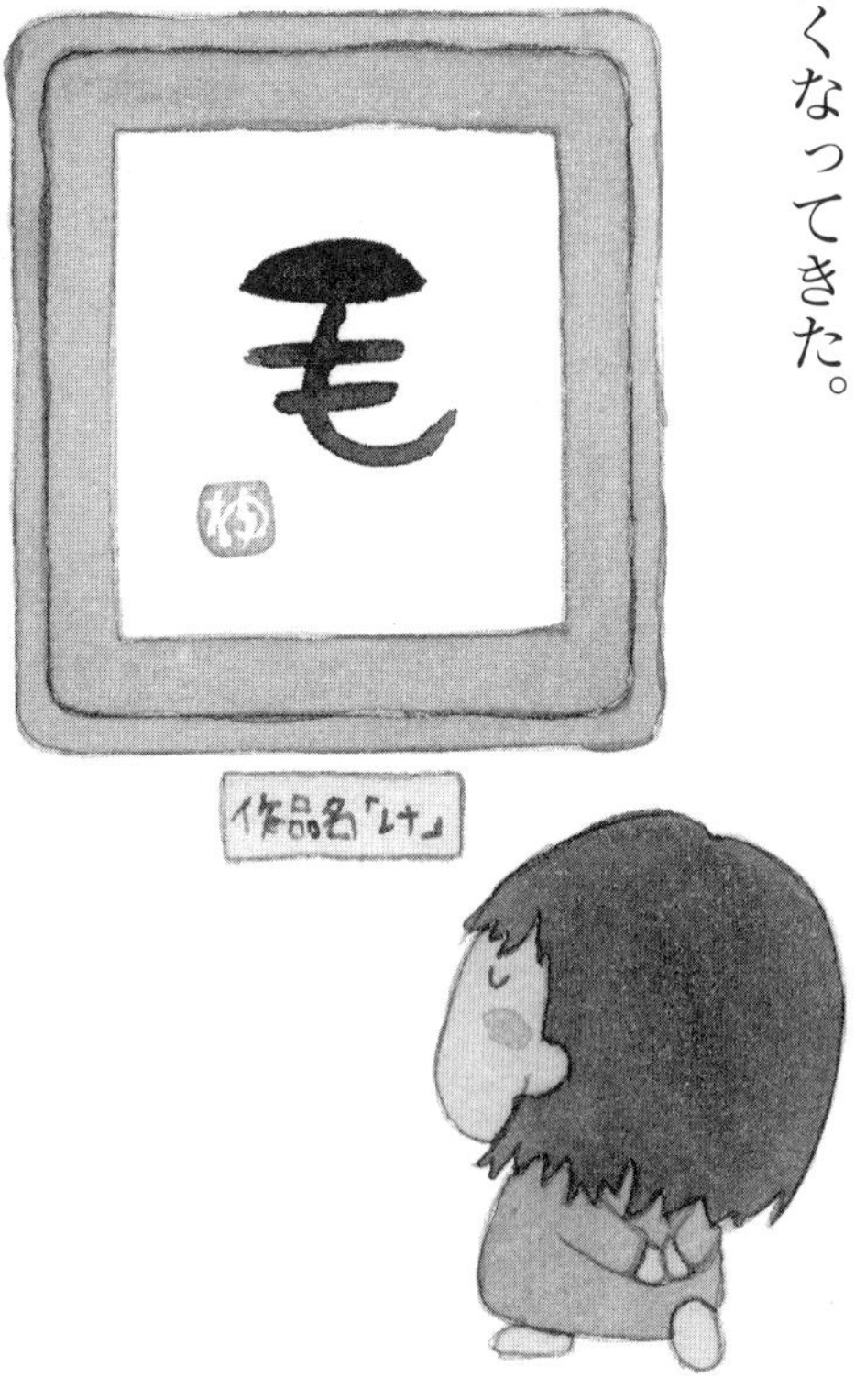

ホットフラッシュ

来る、来るっ
……だれか……うちわを……
来た、来たっ。
……あおぐ……熱い……
ひたすらあおぐ……

突然カァッと熱くなって汗が噴《ふ》きだすホットフラッシュというのがあると、話には聞いていた。

なってみると、想像以上の気持ち悪さ。

解熱剤を飲むと汗が出てくるのに似ている。
あれの何倍も気色悪い。
ゾワゾワとした前触れの後、毛穴という毛穴から汗がドッと噴き出してくる。
頭の中が沸いたように熱くなって、のぼせ上がる。
動悸もドクドク。
滝のように流れ落ちる汗との格闘。

正真正銘の更年期の症状だから、わたしも一人前かぁ。

手の届くところに、うちわとタオル。
出かけるときは、扇子、ハンカチ忘れずに。

あぁ、燃えてる、燃えてる。

萌えたいぞ。

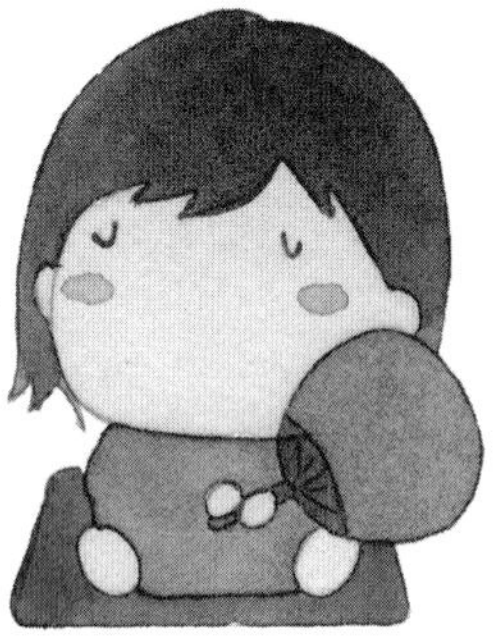

アレ

四十六歳の九月に、まる一カ月はじめてとんだ。
とぶイコール「できた」？
……豊かにふくらむ妄想。

迷ったあげく「そういうお年ですね」の一言が聞きたくて産婦人科に行ってみた。
更年期のいろいろも聞きたかったし。

なので、例の診察台のカーテン越しに「来させますか」と尋ねられたときはびっくりした。
そんなことを望んで病院に来たわけじゃないのに……。

「いや、いいです」と答えた後は、もう何を相談してみようとも思わなかった。木で鼻をくくったような冷たい診察にショックを受けたのか、その翌日、しれっとアレはおいであそばされた。

それ以来、周期は乱れに乱れ、一カ月に二回きてみたり、五カ月もとんでみたり……ホルモンに弄《もてあそ》ばれて身も心もメチャクチャ……。

動くのもこわいくらいの多量の出血の月。

始まるのかなと思っていたらナプキンがいらないくらいで終わってしまう月。

二週間もダラダラと続く月。

卵をつくろうとしても思うようにいかず、それでも一生懸命がんばっている自分の体がいとおしい……。

もの忘れ

仕事場の机周りは、黄色い短冊がいっぱい。
手帳のメモなんてあまっちょろい。
それを見るのを忘れるもん。
いやでも目に入るやり方じゃないとダメ。
手のひらメモも、見逃して効果なし。

アレはどうなったっけ？　ほら、あれよ、アレ、アレ……
あの人、名前どういうんだったっけ。
ゆうべの晩ご飯、何食べたか言える？

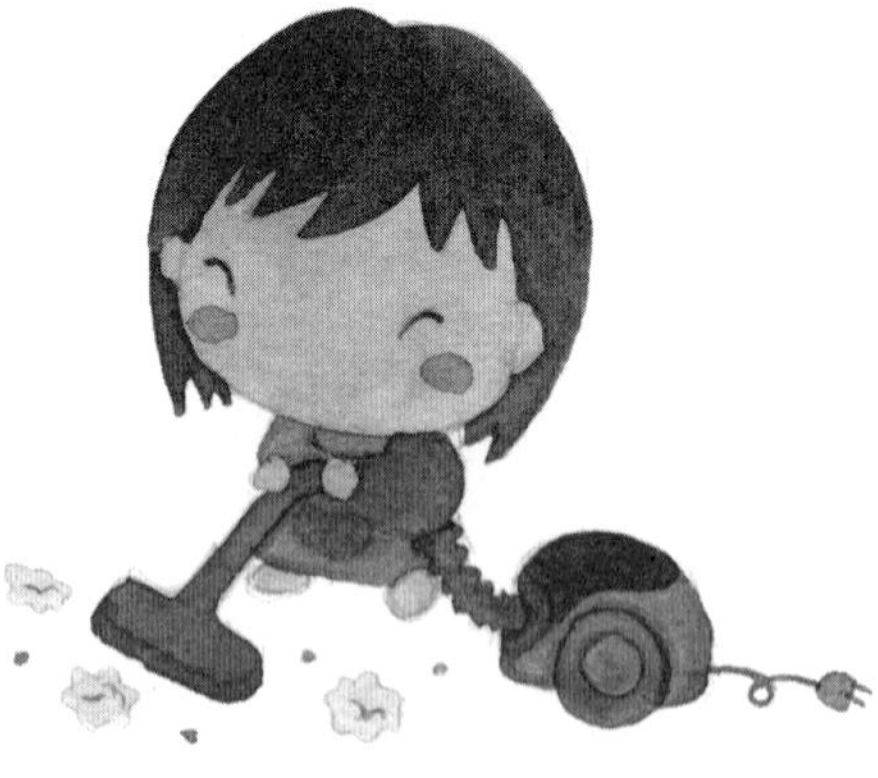

連想ゲームのように記憶の断片をたぐり寄せながら、必死で思い出す。

百から三ずつ数をひいていくのをやってみる。

……うぅぅぅぅんんん。時間がかかる。

老人力について、どなたかがおっしゃっておられた。

眼鏡とか、どこに置いたか記憶のないときは、かわいい小人のせいにするのだそうだ。「夕べも、小人たちが遊びに来て眼鏡を隠したな。いたずらしてこまるなぁ」と。

愛媛の両親にも教えてあげた。すると、父は言った。

「年寄りの家には毎晩来とるようだ。畑にも出るぞ。わしの剪定《せんてい》ばさみはよくやられて困っとる」

鎌は橙《だいだい》の木の枝に引っかけられていたらしい。

種の袋は、どこへ隠されたのか見つからないいままだそうだ。

寝不足

ぐっすり眠った感じがしないまま、朝を迎える。
夜中に何度も目が覚める。
高いびきで眠っている夫が恨めしくて、ちょっと蹴ってみたりする。
……起きないし……。

目が覚めた後は、なかなか寝つけない。
明け方、新聞配達のバイクの音が聞こえたりすると、きょうも寝不足のまま一日を過ごすのかぁと、しんどくなる。

からだはだるいしイライラするし、眉間《みけん》の皺《しわ》はとれないまま。

しかめっ面のほっぺたには「わたしが更年期のおばちゃんです」と書いてあるにちがいない。

ちょっとしたことで、すぐにカリカリ怒っているのは自分でもわかっている。

わかっているけど、抑えられない。

機嫌の悪い自分にさらに腹が立つ……。

なんとか寝付きをよくしようと、羊を数えてみたり、子守歌を歌ってみたり……。

やっぱりいちばん効き目があるのは「もし、宝くじがあたったら」バージョン。

……けっこういける。

頻《ひん》尿《にょう》

今、トイレに行ったのに、もうダメ。

漏《も》れそう。

出かけても、トイレばかり探すはめになる。

でも、コンサートもゆっくり楽しめない。

コンサート・ヘミングのコンサートは行ったもんね。


元気になりたくて、決死の覚悟で……。

席に着くなり、となりに座る知らない人に伝えた。

「ごめんなさい。おしっこが近いので、たびたびトイレに立ってご迷惑かけるかもしれません」


感激するのに忙しくて、休憩時間まで大丈夫だった。ふんっ。

もれる

咳をすると、おしっこがもれる。

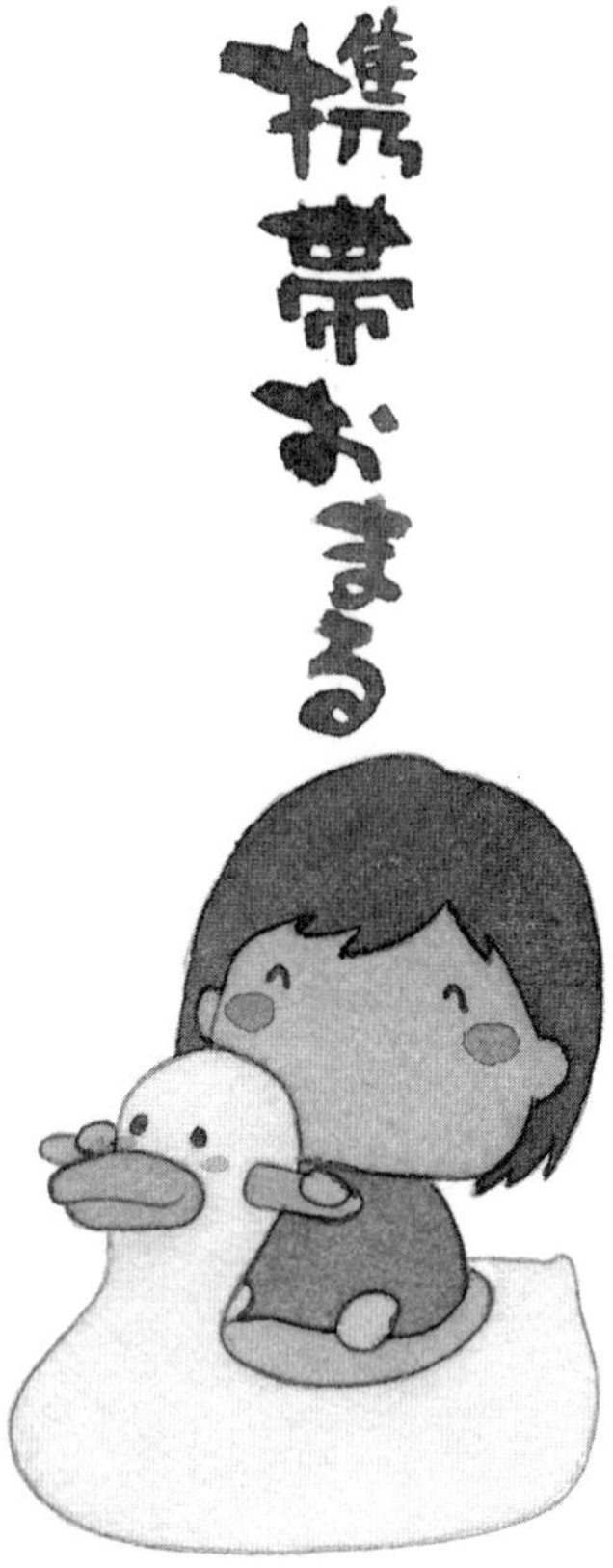

絶不調を記したスケジュール帳

青い表紙の小さなスケジュール帳は今年でちょうど20冊目。40代の半ばあたりからすべてのページは心身の不調を訴えることばで埋め尽くされている。

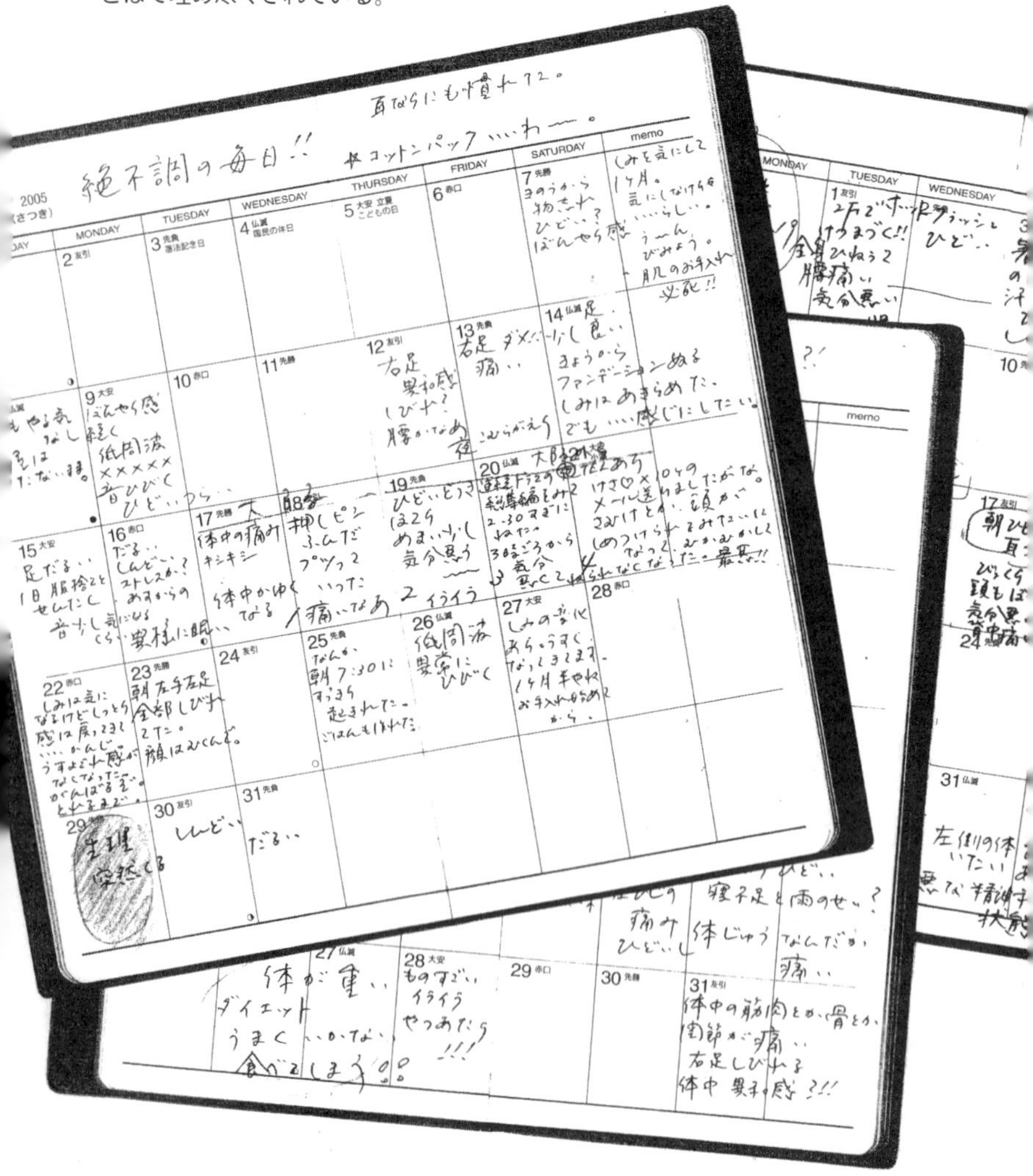

心身の不調を訴えるグラフ

40歳以降のノートから、①痛い、②体がしんどい、③のど、耳、目、口、鼻がヘン、④心がしんどい、ということばを拾い出してグラフにしたもの。46歳あたりからその頻度が高くなり、49〜50歳がピークだったことがわかる。タテ軸は手帳メモ回数、ヨコ軸は年齢。

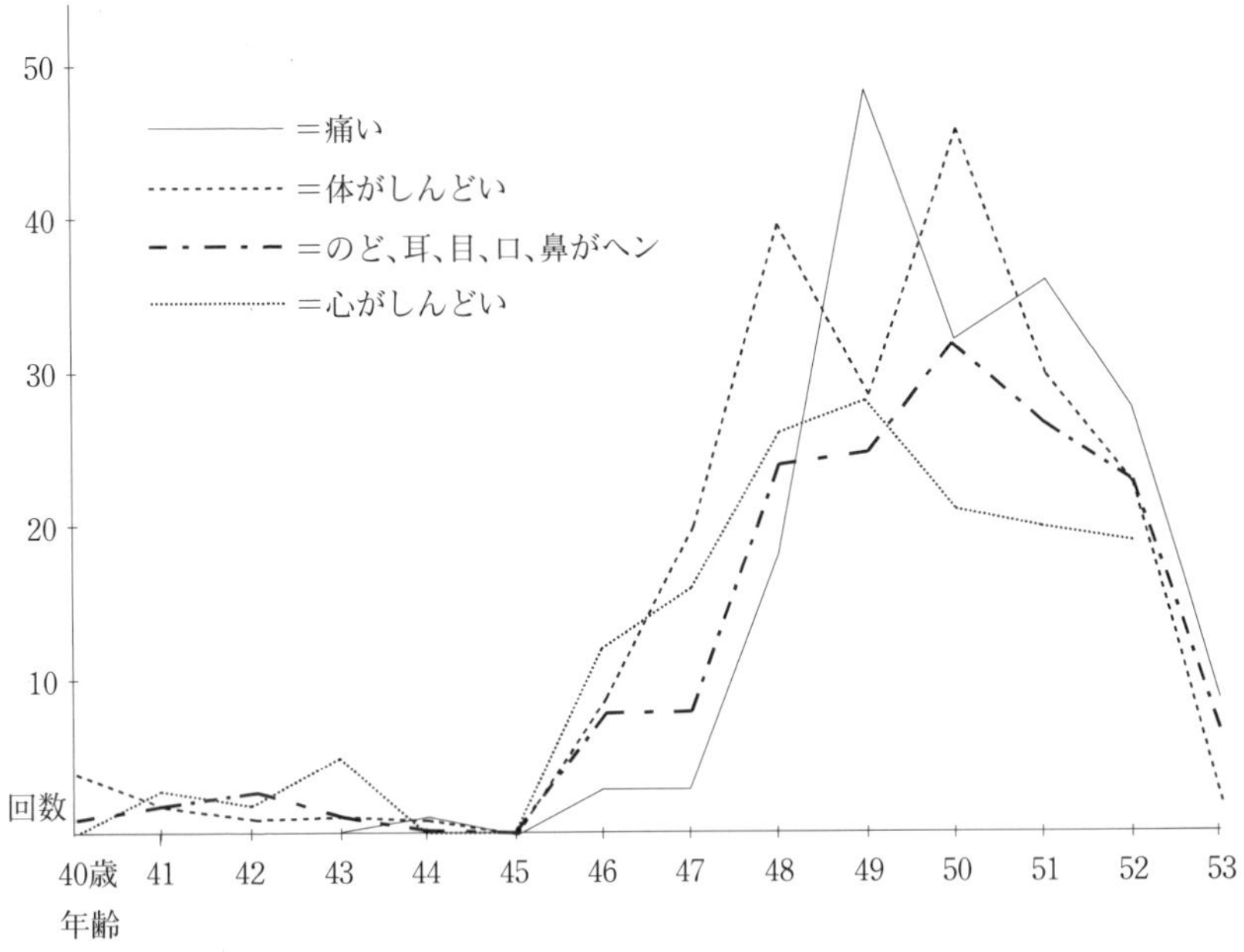

Ⅱ

こわれる

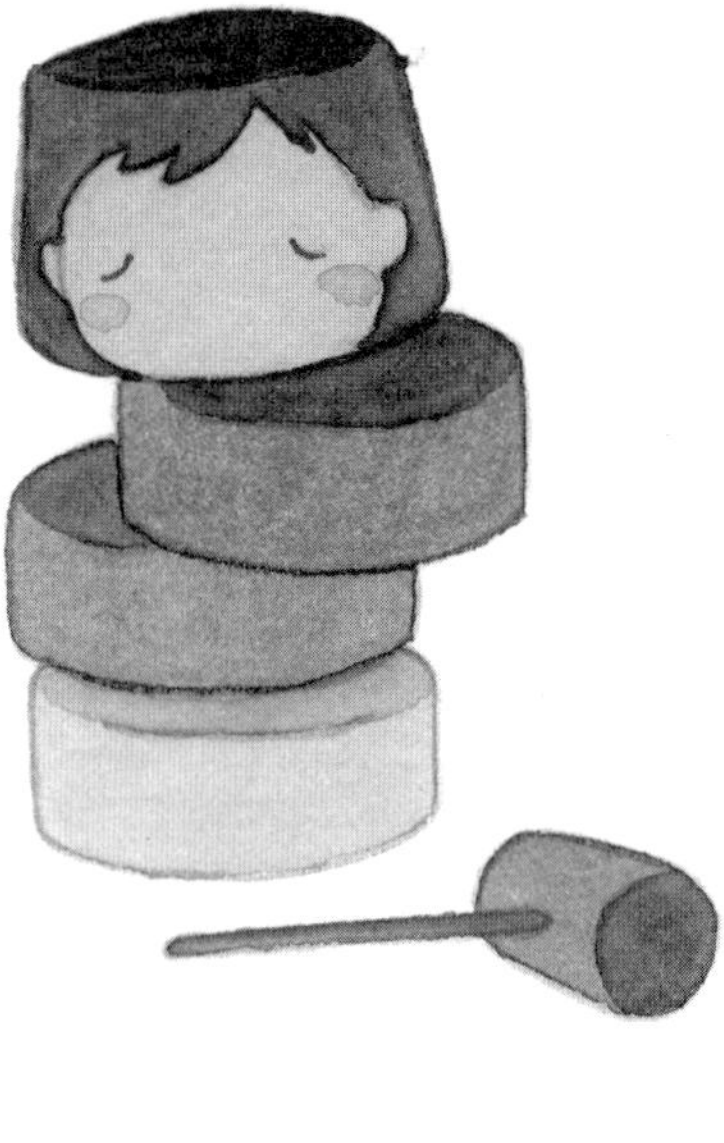

仕事

目覚めたときから、身体がだるくてだるくて、何もする気がしない。
顔を洗う気力がわいてこない。
布団の上に座ったまま、ぼぉっと時間を過ごす。
嵐の中にひとり置き去りにされたような、不安感と孤独感。
あたりまえにできていたことが、あたりまえにできない。
体を動かすことも、頭で考えることもすべてが億劫《おっくう》でしかたがない。

しんどい……。

それでも、渾身《こんしん》の力を振り絞って仕事に出る。

「自営業の奥さん」は、髪振り乱して朝から晩まで貧乏忙し。
そういうバタバタの日々だからこそ、うつな気分にどっぷりはまり込むことなく
暮らしていけてるのかもしれない。

請求書を出しとかんといけん。
給料計算せんと間に合わん。
先月の振替伝票仕上げて税理士の先生ンとこへ送らんといけん。
東京からお客さんが来られるけぇ掃除機かけとかんといけん。
判断力も決断力も元気もないから、やりたいことの半分もはかどらない。
泣きそうになりながら、ひとつずつ、やれることをやる……。

雨の日

雨の降る日は、どんより沈み込む。

雨の降る夕方、なかなか買い物をする気にならなくて、スーパーの駐車場に停めた車の中で、フロントガラスをはじいては流れるしずくを眺め続ける。

腰がにぶく痛む。

「あんまり、自分で更年期、更年期って言わんほうがええよ。気にし過ぎじゃないの」
「好きなことを探して、夢中になりなさいよ」
「何か身体を動かすことを始めたら」

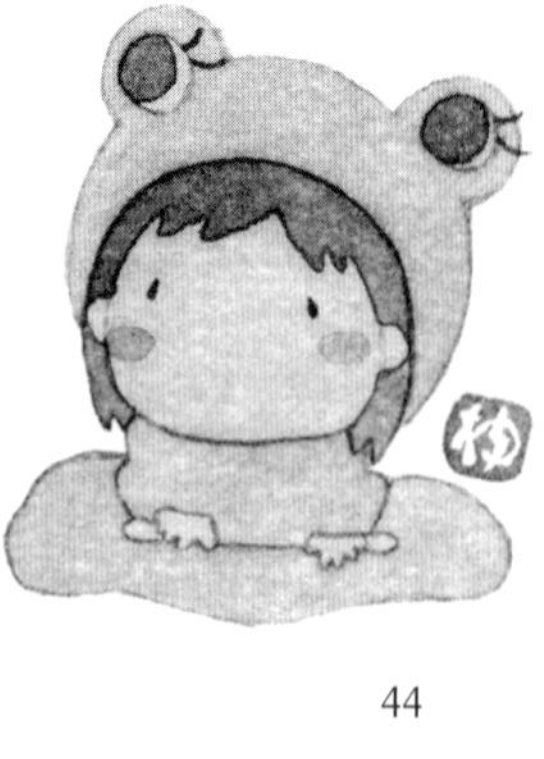

昼間に言われたことを思い出す。

それは本人が一番わかっとるんですわ。

気分がドヨンと澱《よど》み、景色は灰色。

普通の気分ていうのは、どんなんでしたっけ。

この「つらさ」を、どういうふうに伝えればいいのかわからない。

「わかってよ」と言うのは、甘えている気がして自分が自分を許せない。だから、人に言えない。

晩ご飯の買い物も支度も、何もかも放り出して

「できなぁい」

と、叫びたい。

でも、こんなわたしに家族もうんざりだろうなと思い、気を取り直して、やっと車から降りる。雨はまだ降っている。

献立

夕方のスーパーでの買い物。
悲惨。
献立がうかばないし、何を買っていいのかさっぱり頭が働かない。
肉の前でウロウロ……魚の前でウロウロ……。
決めかねて、また肉売り場へ……うぅぅぅん……泣きそう。

そしたら、ある日、見つけてしまった。

すごく長い時間、肉のパックを手に取ったり戻したりを繰り返している同年代の女の人を……。

あげく、魚売り場に移動して……また、肉に……。

ああ、おんなじだぁ。

思わず、

「あなたもですか」

と、手を取りそうになった。

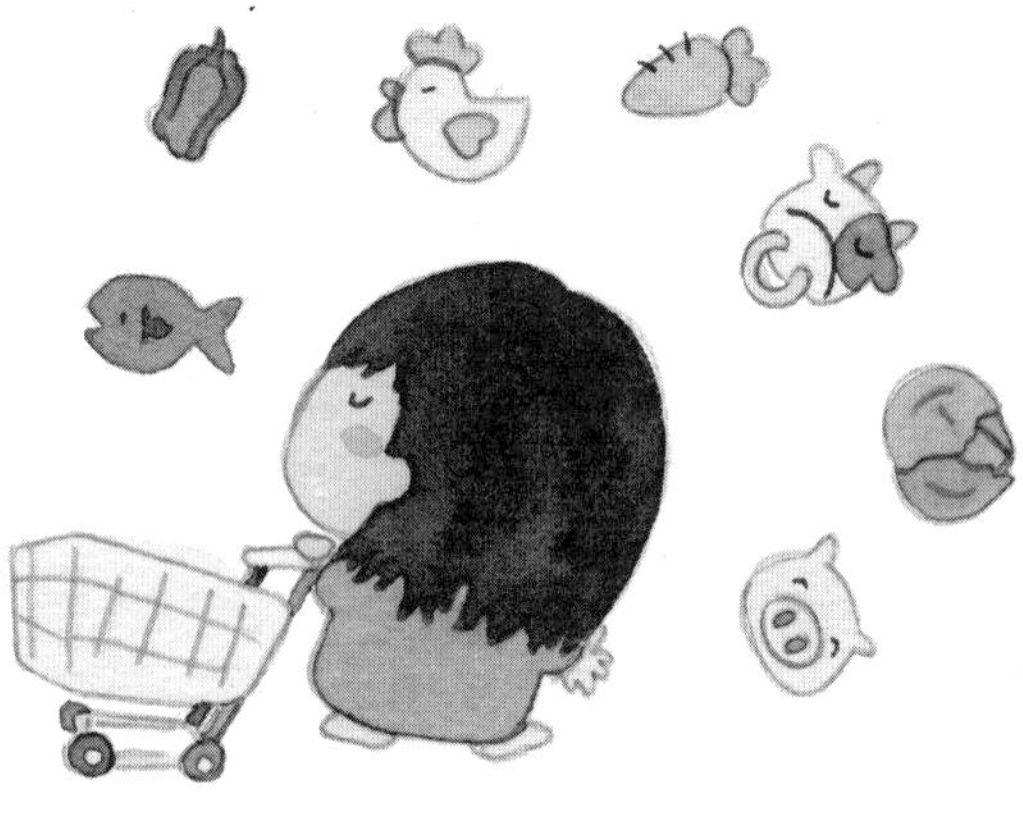

小さな幸せ

茶封筒を車の屋根にポンと乗せたのをすっかり忘れて、そのまま発進してしまった。
気づいてすぐに引き返したけれど、どこにも見あたらない。

中身は、友だちからの手紙と書きかけの返事。
住所、名前、電話番号のオマケ付き……。
どこに飛んでいってしまったんだろう。
へこむよなぁ。

半分あきらめていたその日の午後、玄関のラベンダーの鉢にもたせかけるようにして、茶封筒が戻っていた……。

思わず、玄関のドアに大きな文字で張り紙をしてしまった。

「拾って届けて下さった方、ありがとうございました」

心が躍《おど》るまま綴る「小さな幸せの報告」。

地方紙の女性コラム欄に載っかったのを知人が読んでくれて、

「わたしも幸せな気分になりました」

と、ハガキが届く。


……るんるん……。


鬱々《うつうつ》と過ごすことの多い日々のなか、時々きらりといいことが折り混ざる。

小さな幸せに、ほっと癒《いや》されながら今日も生きている。

不安

不安。不安。不安。不安。

なにが不安？

すべてが不安。

明日の来るのがこわい。何が起こるかこわい。仕事も子どものことも病気もこれからのことも、すべて不安。

わけもなく不安でしようがないノダッ。

漠然とした不安感が、いつも心の片隅に住んでいる。

大雨が降れば家が浸《つ》からないかと不安で、大風が吹けば屋根が飛ばされないかと不安で……すべてがそんな調子。


誰にもわかってもらえない。

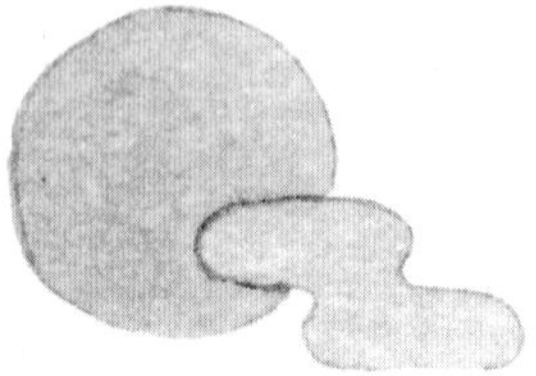

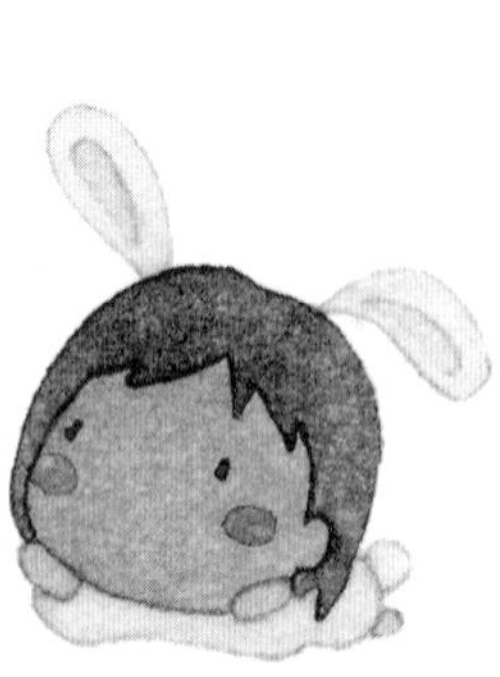

この不安感をどうやって説明すればいいかわからない。

いつも、不安。

ずっと、不安。

生きるのが、しんどいとさえ思えてくる。

普通の心配の範疇《はんちゅう》だと、自分も周りも納まりがつくけれど、ちょっと異常……。家の誰かの帰りが夜中を過ぎると、これ以上はないというぐらい心配と不安が増殖する。それ以外は何も考えられなくなって、やがて熊のように部屋中をウロウロ歩き回り始める。

頭の中は、得意の妄想でいっぱい。そのうち、玄関を出たり入ったり忙しくなる。

まだ、起こってもいないことを心配して不安がるのは、ばかばかしい……自分でもわかっとる。なんにも意味ないし。

で、どうしようもないから「祈る」。

ただ、祈る。

確認作業

おでかけセットが揃ってないと、出かけられない。
パニック障害の人は、特に持ち物が多いらしい。
例に漏れず、わたくしも……。

さいふ、鍵、ハンカチ、ティッシュ、携帯電話、ナイロン袋、扇子、お守り代わりのプーさんのミニタオル、あめ玉、絆創膏、名刺、折りたたみ傘、ナプキン、ボールペン、手帳、ストール、口紅、手鏡、ペットボトルのお茶、替えのストッキング……。

おおぶりのバッグに、すべてを入れて、それでもなにか忘れとらんかと、何度もチェックを繰り返す。

ガスやコンセントの確認も尋常じゃないから、出かけるまでにはすっかりくたびれ果てている。

最終の鍵の確認は、これまた、吐き気がしてくるくらい確認の確認がたいへん。

ガチャガチャやり過ぎて、いつかドアノブを壊してしまうぞ。

そういう自分を、もうひとりのわたしがあきれ果てながら見ている。

おかしいという自覚はあっても、やめられない。

かなり、しんどい。

でも、たぶん、今に、飽きてくると思うから……。

……だいじょうぶ。

賞味期限

賞味期限。

何度も見直す。

「だいじょうぶ」とつぶやいてからも、まだ不安。

わけもなく不安でしかたない日は、卵の割ったやつの黄身が、へたぁっと平べったいだけでダメ。


古い……傷んでいるかも……


こんもり盛り上がってないと、よう使わん。

不安が心の大部分を占めていて、ご飯の支度もままならない。

なかなか不自由だ。

なのに、冷蔵庫の中の整理整頓は、いたって大雑派ときているから、賞味期限の切れたものが、奥の方に鎮座まします。

家の者が勝手に古い納豆など食べていると、自分の管理はさておいて、逆ギレして怒鳴る。

「なんで、賞味期限確かめて食べんの」

夫が、賞味期限を二週間も過ぎた牛乳を飲んでしまったときは、わたしひとりが大騒ぎ。

本人はケロリとしていて、その夜、お腹を壊すこともなく熟睡。翌朝はさわやかな顔でお目覚めあそばされた。

なんだ、だいじょうぶじゃん。

妄想

想像を超えて、妄想の世界に入ると、けっこう苦しい。

四十八歳の冬、夫の携帯電話の履歴から「浮気」を疑って、勝手な妄想に陥ってしまった。

子どもたちが進学で次々に家を離れて、心にポッカリ穴の空いた状態のころ……。

ある朝、泣き始めたら涙がとまらなくなった。

涙と鼻水でぐちゃぐちゃになった更年期妄想妻に、

「ゆうべも会っとったじゃろ」

とか、責められて

「わしを信じられんのか」

と夫は怒鳴り、とうとう携帯電話を真っ二つにへし折ってしまった。

どうにも泣き止むことができず、心療内科に連れて行ってもらった。

ていねいに話を聞いてくださった先生は、

「ご主人のことが大好きなんじゃな。信じとるんなら、今後、いっさい携帯電話を盗み見ンこと」

と、妄想に取り憑《つ》かれた更年期女をやさしく諭《さと》してくださったのであった。

めちゃくちゃに壊れたわたしを夫は「守る」と言ってくれた。

てっきり、見捨てられるかと思っとったのに。

浮気騒ぎのトラウマの原因があなただとしても、感謝しとるよん。

（あっ、携帯ショップの店員さん、あの電話、踏んで壊れたのじゃないです。夫がボキッてやりました。嘘言ってごめんなさい。）

美しい部屋

本をやたらと買う。

更年期……ダイエット……収納……不登校……うつ

パニック障害……着物……。

買って読んだからといって、ものぐさなわたしがそのとおりに試したり実行するわけもなく、本は本としてうずたかく積まれていく。

誕生日に花をもらったので写真を撮ったら、きったなく散らかった部屋の隅に「美しい部屋」という雑誌がころがっとるのがしっかり写っとった。

ひらきなおり

なにもやる気がせん。
ホコリで死にゃあせん。
雑草だってかわいいし。
きたない車は、動く倉庫。
白髪……そのままでよろしい。
ダイエットに挫折……いいもん。きょうからまた始めるもん。
まっ……それもよかろう……。

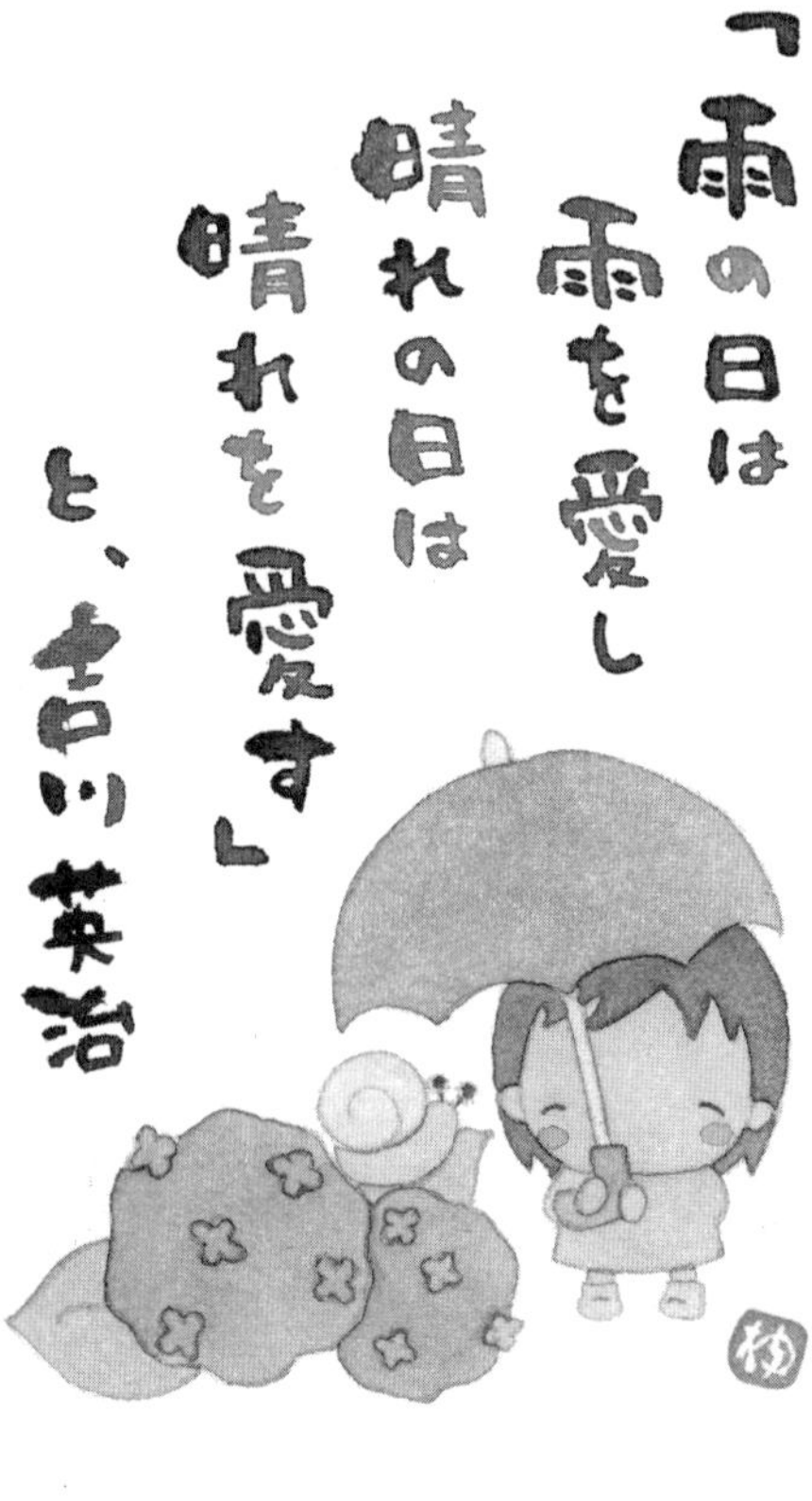
「雨の日は
雨を愛し
晴れの日は
晴れを愛す」
と、吉川英治

バンド

名前を考えようと言い続けて十五年。
だれも本気で考えないから「おじさん・おばさんバンド」のまま。

小学校のＰＴＡで子どもたちの歌に伴奏をつけようと集ったのが始まりで、今は地域や保育園の行事に声がかかれば演奏しに出かける。

音楽のプロ数人と、あとは音符を読むのもあやしいおっちゃんとおばちゃんが入り交じる。

わたしは……もちろん……あやしい……。

……楽譜にドレミがふってある。

人生いろいろの十二人。

脳梗塞に脳内出血、交通事故にリストラに、親の介護や子育ての悩み……哀しみも苦しみも共有しながらやってきた。

気取ることのない、ゆるやかな人間関係。

厳しくもない練習ぐあい。

誰かがやめようと言うまで続くのやろな。

平均年齢五十歳……

自分の癒しがいちばんの自己満足おじおば楽団。

雪の降る日に

気分がドーンと沈み込んで、何をしても何を見てもおもしろくない。
みんな嫌い。
本も読みたくないし、片付けもしたくないし、もちろんご飯もつくりたくない。
心の中はモヤモヤでいっぱい。
余裕がなくてカリカリしている。
化粧もしたくない。
風呂も入りたくない。

なんもかんも気にいらん。
だるい。
むしゃくしゃする。
腹が立つ。

いつになったら、この気分から抜け出せるのだろう。

雪がちらつく寒い日、五十二歳になった。

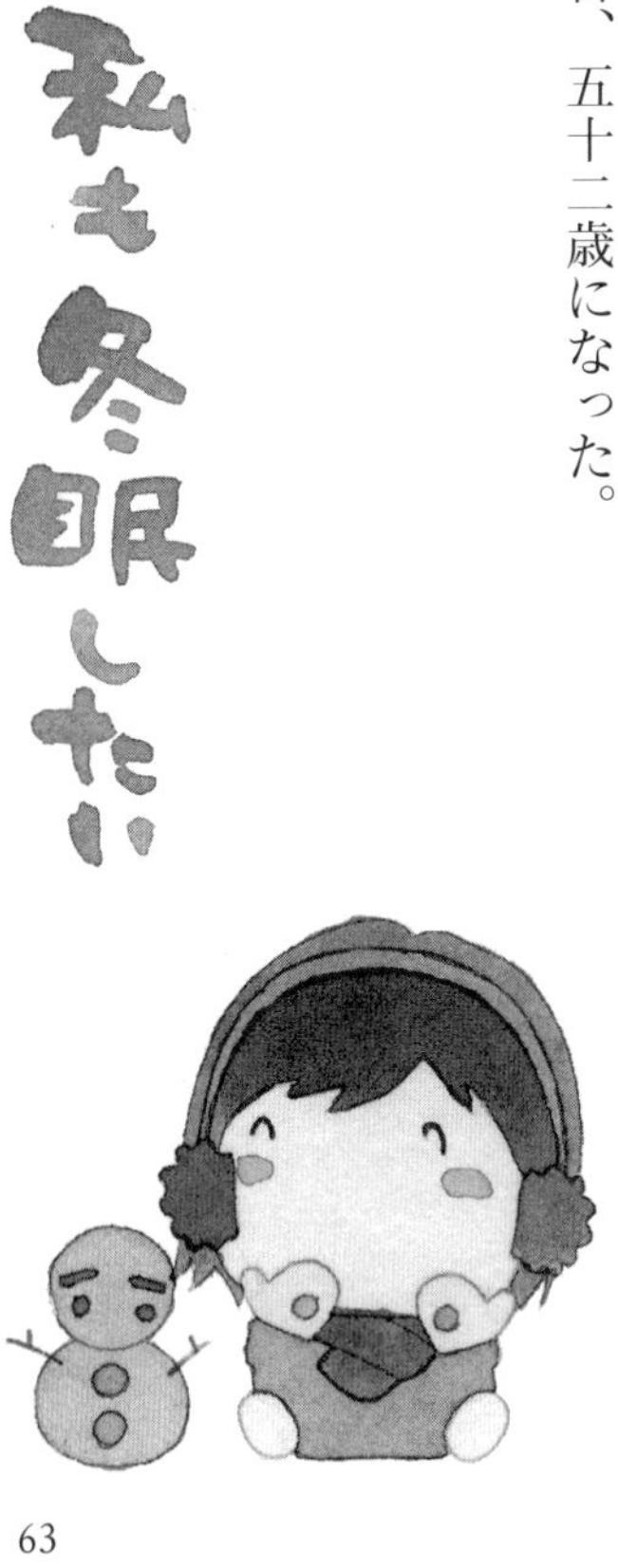

つっかる

携帯電話ショップに行った。外れて行方不明になった裏側の部品を取り寄せてもらったのだった。注文のときに支払いを済ませていたので、その日は受け取るだけのはずだった。

なのに、

「お支払いがまだのようですね。五百円になります」

と、言われて、
ブチッ……

「払いましたよぉ」

お待ちくださいと奥へ引っ込んで、すぐに出てきたその若いきれいな店員さんは、ひとこと、

「よろしいです」

と、おっしゃった。

お詫びも何もないところに、その言い方はナンダっ。

「いやぁ、感じ悪いわぁ。ほんと、いやな感じ」

と、シンデレラの継母なみの意地悪顔で言ってしまった。

カッカと頭に血が昇り、コトンコトンと不整脈まで始まって、倒れてしまいそうだった。


その後お決まりの自己嫌悪。

言うてしもうた……。

めざす着地点と違う。

あぁ、やだやだ……。

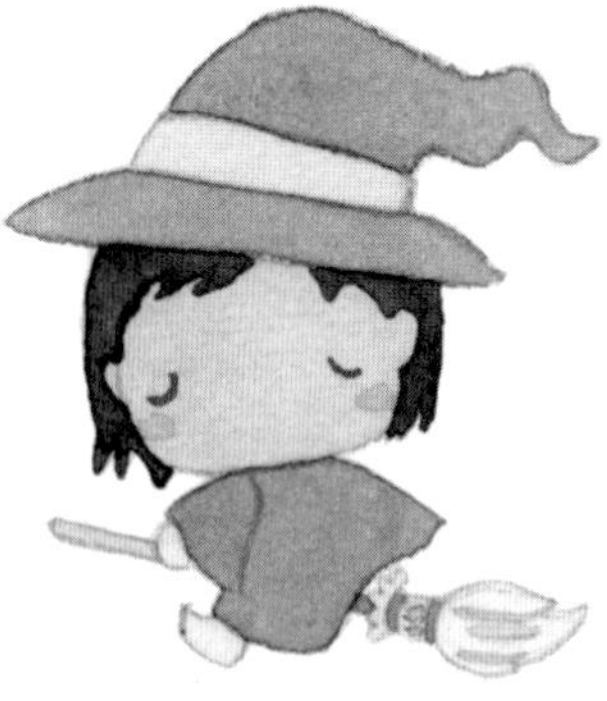

イライラ

朝から、いらいらいらいらいらいらいらいらいらいらいら。
昼からも、イライライライライライライライライラ。
夜も、いらいらいらいらいらいらいらいらいら。

理由なんかないもんね。
ただただ、腹が立ちまくって目につくものすべてが気にくわん。

茶碗を洗っても、ガチャガチャガチャガチャ…………
ものを言ってもツンツンツンツン…………
表に出さんように我慢するのも、これまた、しんどい。

人がカリカリしてるのを見て、わが身をふりかえる。

郵便局の駐車場でおばさんに大声で怒鳴られた。

「白線どおりに停めてっ」

用水路沿いの細い道に車を停めたまま、その脇で立ち話をしていた女の人に、

「脇を通り抜ける自信がないのですが」

と、運転席の窓越しにお願いした。いや、ほんと、用水路に車ごと落ちるのは、
わたしだから……。

そしたら、鬼のような顔と声で怒鳴られたもんね。

「通れるじゃろぉぉぉ。通りぃぃぃ」

「何でそんな言い方するんですかぁ」と、涙ぐみながら小さな声で言うのがせいいっぱいで、言い返せんかった。

なんだか哀しい。

ごきげんな日

ショッピングセンターで買い物を済ませて駐車場へ戻ると、すぐ隣に、同じ白い
スズキアルトが駐《と》まっていた。
なんと、驚いたことにナンバーまで、そっくり同じ64―05。

ちょうど車に戻ってこられた持ち主のおばさまと
「おんなじですねぇ」
と顔を見合わせて、ニコニコと挨拶。
「よかった」と言われたので、うれしくて笑顔に笑顔。

「お互い、いいことありますように」

と言うと
「ほんとに」

と答えてくださった。

おばちゃん同士でも、こんなおしゃれな会話ができる日もあるのよん。

きげんのよい日は、どこまでもごきげん……。

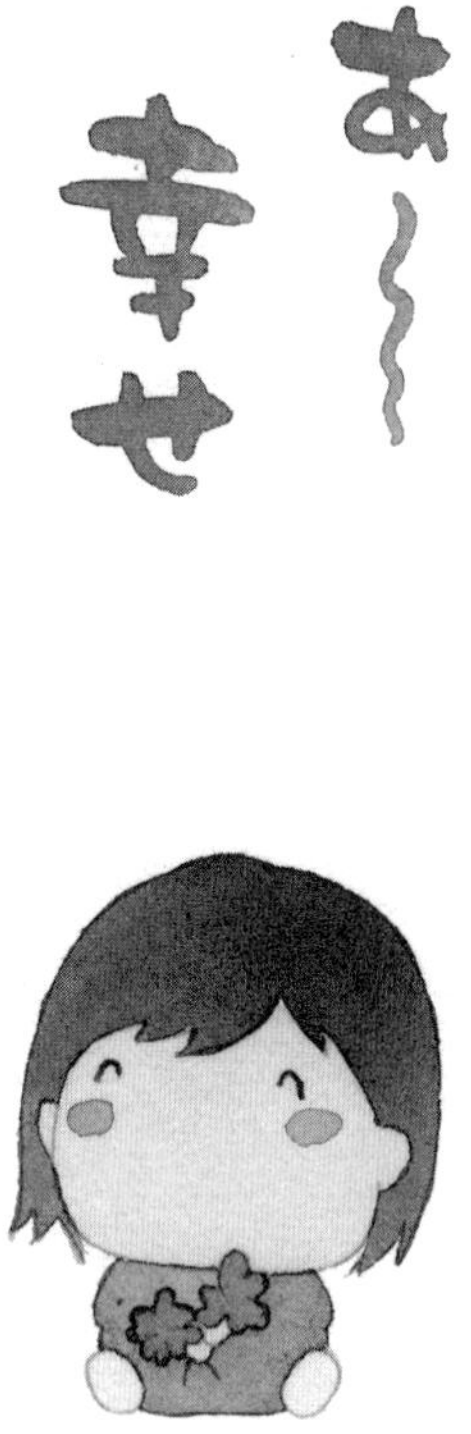

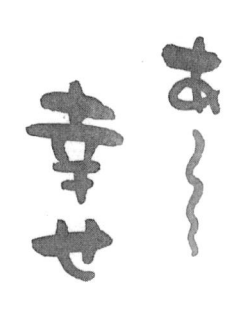

白髪

若いころの髪はカラスの濡れ羽色。
真っ黒で太くてまっすぐのツヤツヤ髪だった……。

それが、まさかの縮れ。
やっぱりの白髪。

四十五歳の冬、夫が脳梗塞で倒れたそのころから、白髪がどっと増えた。
鏡に映る姿は鬼ばばのよう。
こんなにいっぺんに白くなるんだ。

お医者さまに、四十八時間が山ですと告げられたときの恐怖。

わたしひとりを置いて、彼は逝ってしまうかもしれない。
夢中というのはああいう日々のことをいうのだ。
細かい記憶がないもの。

病院からの帰り道、土手筋の道を運転しながら、よく泣いた。
色のない冬枯れの河川敷と、灰色の空から降りしきる白い粉雪。

心細かった。

鬼ばばも、泣くんよ……そういうときには。

命と向き合った日々は、いとおしさを感じる触覚を敏感にする。
泣き暮らした日々は、ひと折りふた折りと心のひだを厚くする。

……哲学する白髪頭の鬼ばばであった。

蜜の味

子どもの不登校。商売の不振。夫の病気。その他いろいろ……。

「いつも、たいへんやなぁ。波瀾万丈やなぁ。なんで、そんな苦労ばっかりの人生なんかなぁ。わたしなんか、なぁんにもなくて、のんきよぉ」

電話のむこうの声は続く。

「なんか、憑《つ》きもんがついとるんやないのぉ。お祓《はら》いしてもらったらぁ」

受話器を置いてからオッポリサッポリ泣いてしまった。

悪気のない台詞《せりふ》のなかに、無意識の「他人のなんとかは蜜の味」

を勝手に感じ、よけいに傷ついてしまう。
自分が惨めで情けない。

いじけ虫は想う。

和紙みたいな心を持ちたいなぁ。
やさしさや哀しみが浮き出たような、あったかくて、ほっとする質感……。
とりのこ色の手漉《す》き和紙のような心で、いろんな物をやさしく包み込みたいなぁ……。

無理かぁ。

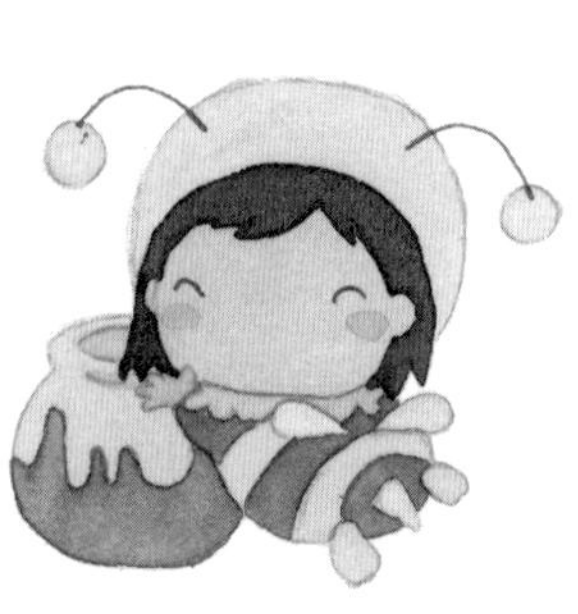

うわさ

「人から聞いたけど、家を建てよるん？」

「えっ、うちは相変わらず借家暮らしやけどぉ。だんなが内緒で建てよるかもしれんから、聞いてみるわぁ」

と、冗談で返しながらも頭の中は疑問符だらけ。

こわいなあ、うわさ話。

どうやら同じ名字の人が新築中らしく、伝わりゆく中でわたしんとこに変化していったらしい。

さすが、うわさ話。

二十年ほど前に『主婦の友』に載ったことがある。「働く主婦の土日のまとめ家事」という特集のアンケートに答えたら、カメラマン付きで取材を受けるはめになって、洗濯物を干したりトイレ掃除している姿がカラーページに載っかった。

それは巷にどう伝わっていったかというと

若いころ『ＪＪ』に載ったことになっていた……。

おそるべし、うわさ話。

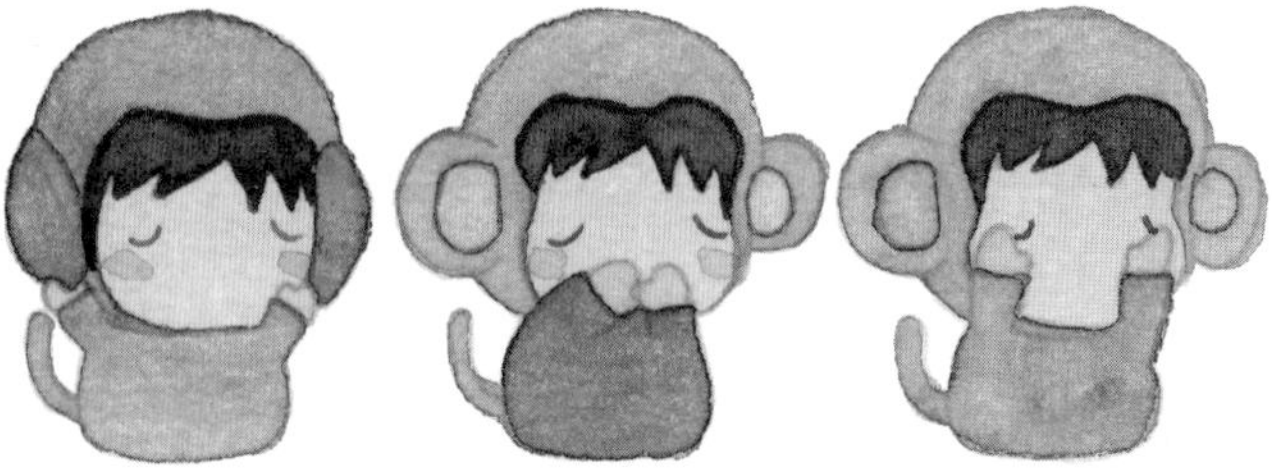

年賀状

家族写真や新築一戸建て全景写真つきの年賀状に罪はなく、それを眺める
こちらの気持ちにゆとりがないだけ……。
心の奥底に住み着いているイヤな感情がゾワゾワとうごめく。
人と比べると疲れるなぁ。

そっと

お見舞いもお悔やみも、一呼吸おきたい。

ひとりよがりの先走った偽善は、相手を傷つける。

わかったふうな励ましは、たぶんそれは自己満足。


わが身かわいさのあまり、気持ちの押し売りをずいぶんやってきた。

深い哀しみの中にいる人の心に、ズカズカと入り込んでいたかも……。

「今はそっとしておいて」という気持ちに、さりげなく静かに寄り添える人でありたい。

にじみでるほんものの温かさと強さがほしいと心からそう思う。

見栄

わたしの場合、
お金がない年の暮れに買う「しめ縄」は、でっかい。
お金に余裕のある年の暮れに買う「しめ縄」は、小さい。

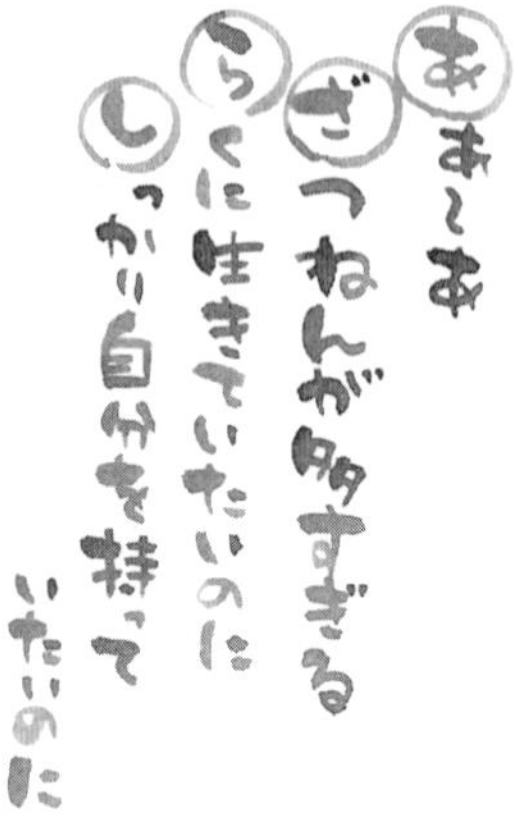
あ〜あ
ざつねんが多すぎる
らくに生きていたいのに
しっかり自分を持っていたいのに

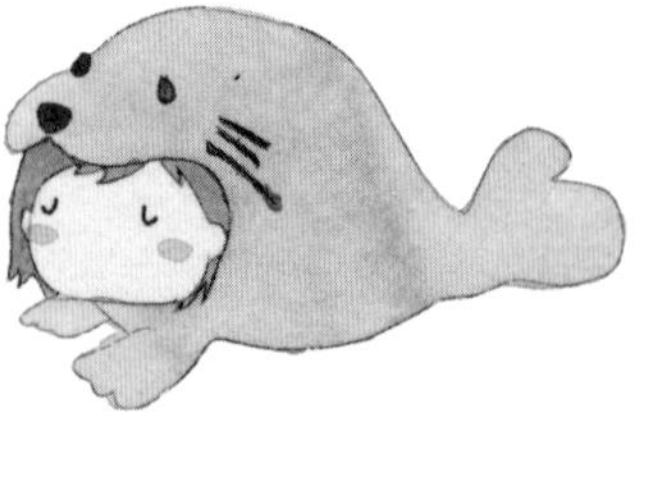

Ⅲ あまえる

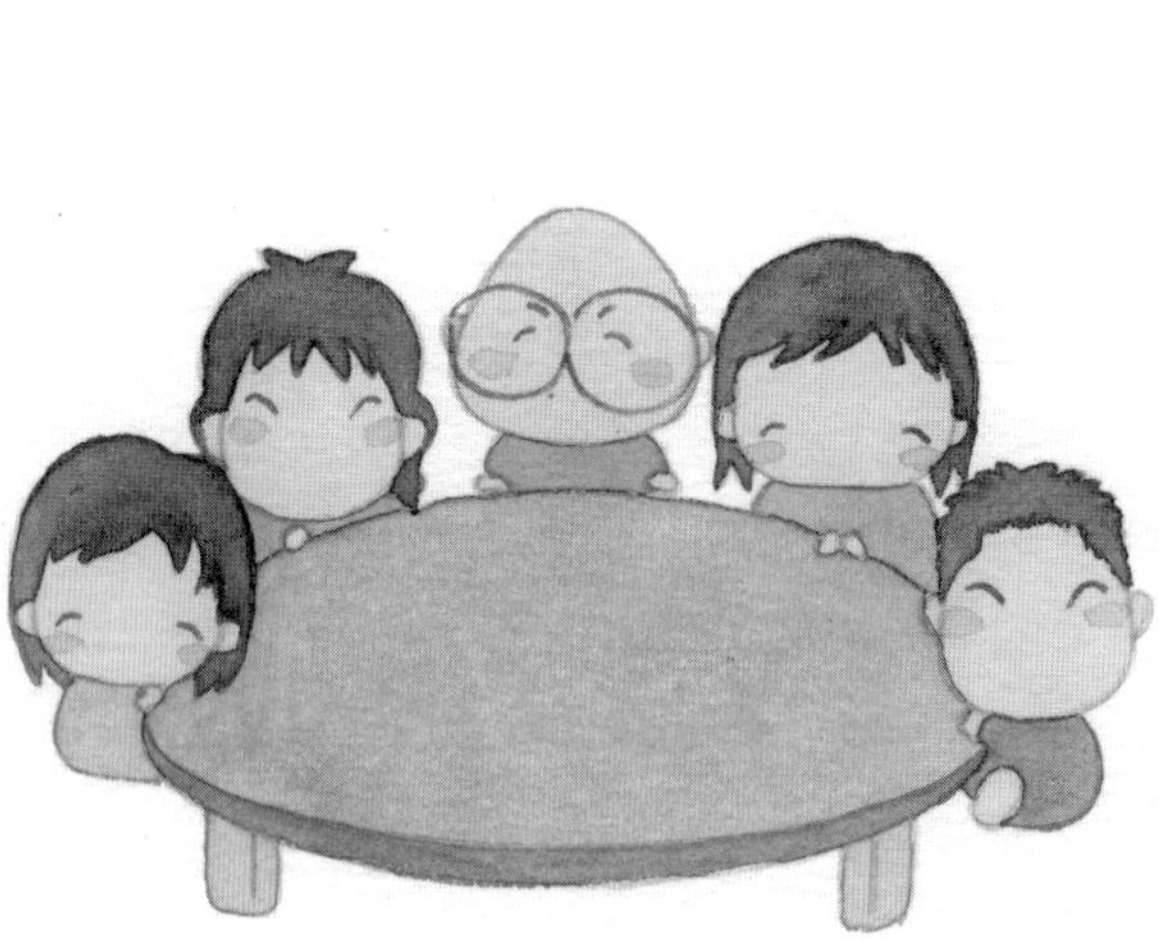

春

春の陽気が苦手。
すべてのものがウニュウニュと芽吹いているのを肌で感じる。
春霞の中、頭はぼんやり。
オーガンジーですっぽり包まれている脳みそ。
世の中は春のウキウキ感にあふれているというのに、なにもする気が起こらない。

気がふさぐ。
満開の桜を眺めても、「わぁ」でもなく、「ほぅ」でもなく、薄ピンクに染まった
山々を「春やなぁ」と遠くにながめる。
ぼんやりしたまま春の日は過ぎていく。
だいじょうぶ。
心配せんでも、いまに夏も秋も……冬だってやってくる。
さてと、洗濯でもするかぁ。

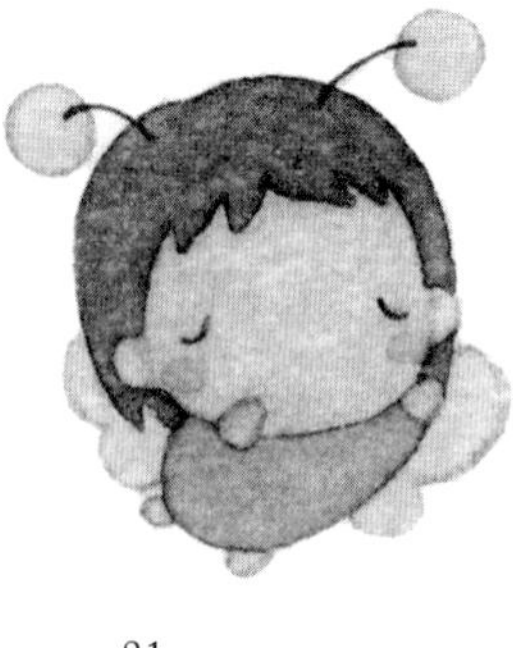

のどがつまる

のどがつまって息ができない。
息苦しい。
息ってどうやってするんだっけ。
窒息しそうでパニックになる。

むりやりヒィヒィやっていると、胸まで痛くなってくる。
気を紛らわせようと、夜中にもかかわらず拭き掃除を始めたり、懐中電灯片手に
庭の草をむしってみたりする。
でも、何をしても苦しいものは苦しい。

心療内科では、ストレスからくるものでしょうと言われ、いつもの漢方薬をもらった。

柴胡加竜骨牡蠣湯。

かかりつけの内科では、レントゲンと心電図の検査をしてもらう。肺は異常なし。期外収縮の不整脈と頻脈《ひんみゃく》がでているけれど、どちらも命に関わるものではないとのこと。

「息苦しいのは気のせいでしょう」だって。

あぁ。やっかいだ。

ストレスは確かに感じていた。三人の子どもは、とうに成人しているというのに、子離れできない自分がいる。

「紙、ハンカチ持ったの」の世界で、口うるさくつきまとうものだから、総スカンをくってしまう……のやね。

惨《みじ》めで泣けてくる。

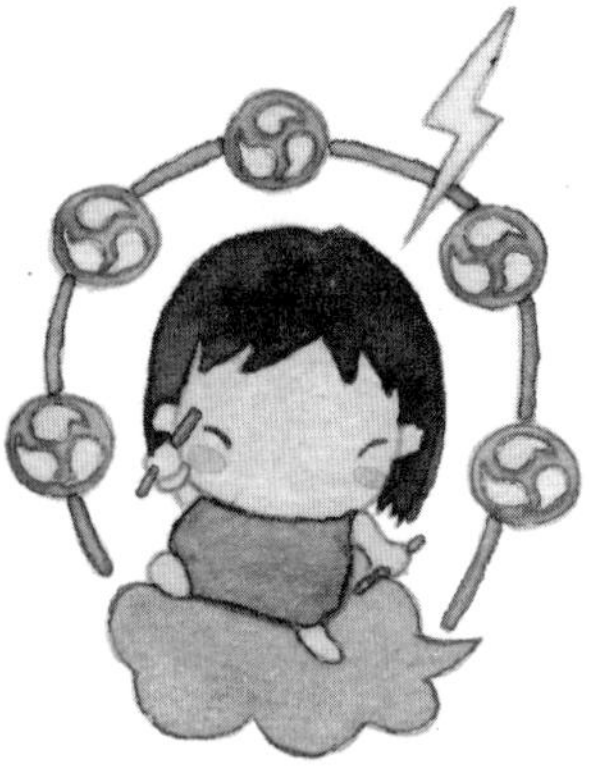

情けない。
かあちゃんだって、わかっとる。
わかっとるけど、うまくいかんだけ。

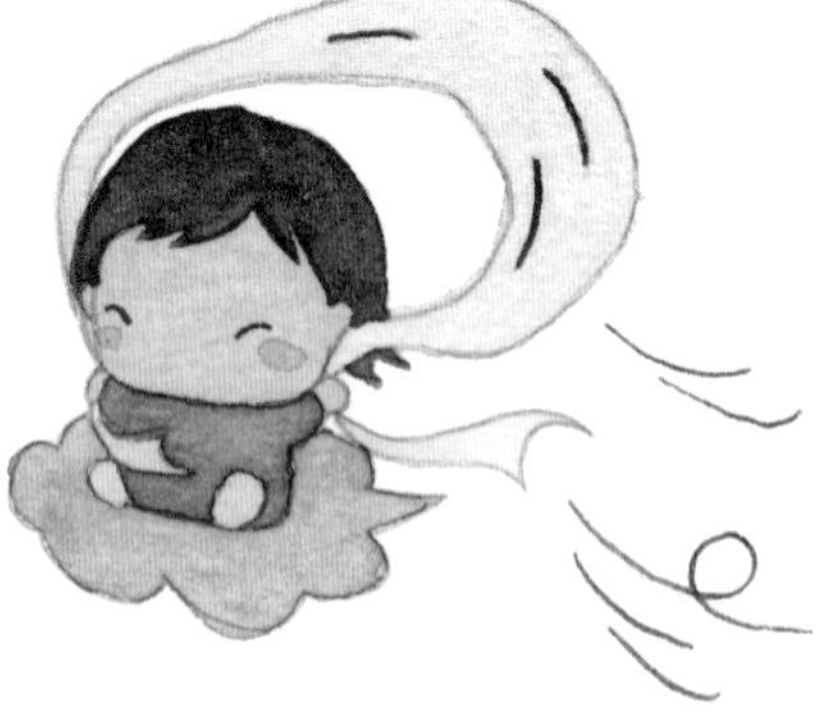

成　長

わが子の成長についていけない。

一年一年確実に、子どもたちはおとなになっているのに、わたしの中では、いつまでたっても小さな子どものまま。

もう、すべてのことを処理できる年齢なのだと自分自身に言い聞かせるけれど、とても無理。

帰りが遅いとパニックになる。
携帯電話が通じないとパニックになる。

「妄想族の族長」の、妄想力を舐《な》めたらいけん。
「田んぼに落ちとるンじゃないか」から始まって、終いには「連れ去られたんじゃないか」とまでモーソーは爆走。

通じない電話にひっきりなしに電話をかけ続け、何度も外に出てウロウロし、「なんで早う帰って来んの」と叫んで、心配と不安と怒りの渦巻くドツボに自ら入り込んでいく……。

夜中にこれだけのエネルギーを使うと、へとへとに疲れる。

どうにかしてほしい。

いやいや、敵こそ、そう思っているに違いない。

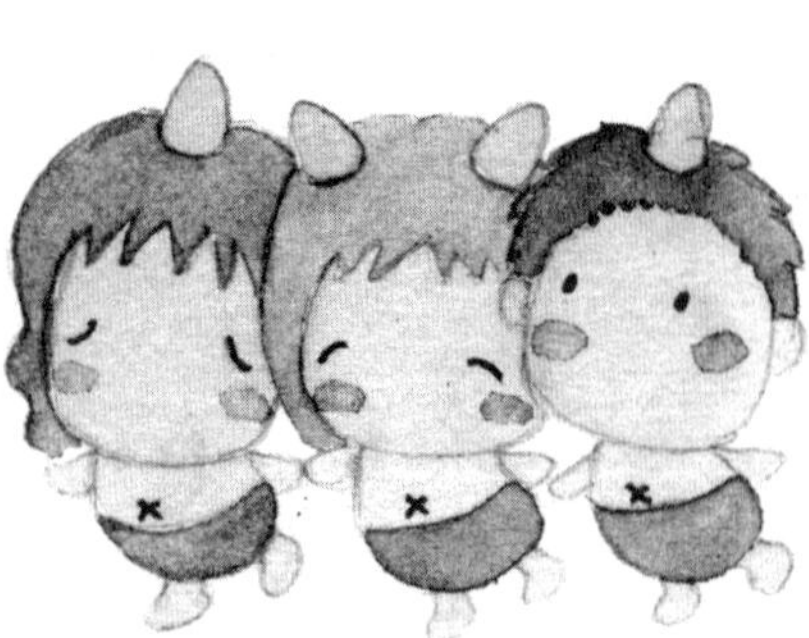

ハエ

追い払っても追い払っても、うるさく付きまとうさまは、まさにハエのようだ……と、わが子に言われた。

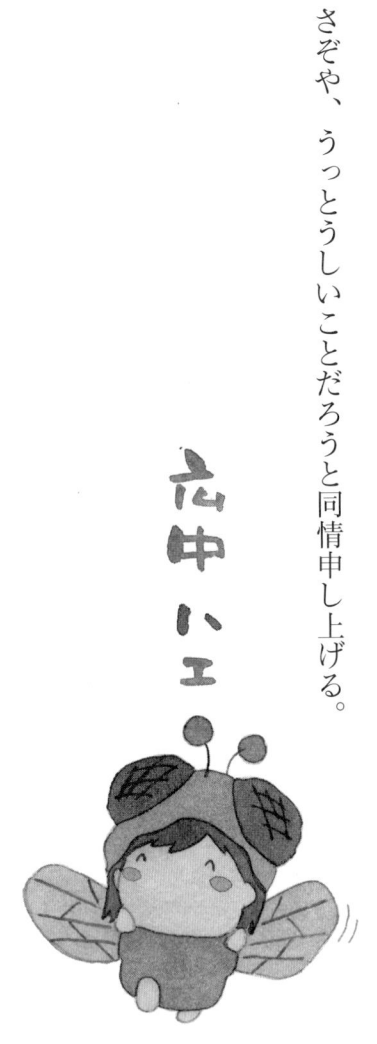

さぞや、うっとうしいことだろうと同情申し上げる。

子どもたち

あまりにも母ちゃんの様子がおかしいと思った長男は、密かにインターネットで「更年期障害」のことを調べたそうだ。

症状が母親のそれにぴったりだったので、深く納得したらしい。

……で、自分にできる対処法は一つしかないと確信したそうである。

ほっとく。

放っておくしかないと思ったそうな……。

わが息子ながら、なんと賢い。

娘二人は、変になっている母を適当にあしらってくれる。
ズケズケとものを言ってくれるのもありがたい。
……おだやかなやさしい母になりたいんだけどね。
心の中でごめんねを言いつつ、おとなになったわが子に甘えながら暮らしている。

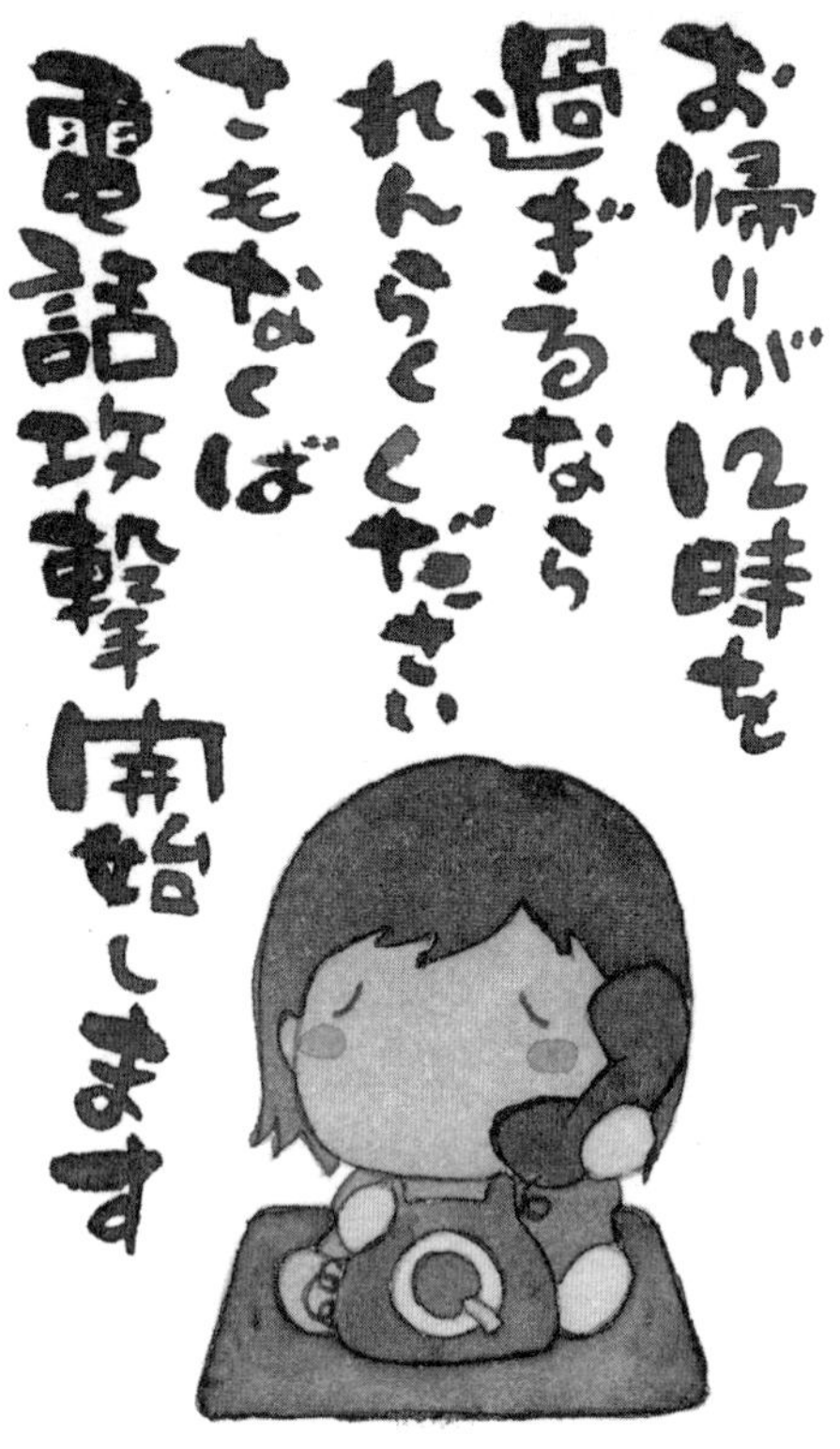
お帰りが12時を
過ぎるなら
れんらくください
さもなくば
電話攻撃開始します

母であること・五十二歳

十年以上も前のこと。

まさか、わが子が不登校……。

先生の家に育って、自らも教壇に立っていたガチガチのわたしは、みごとパニックに陥った。

育て方が悪かったのかと自分を責めて、理由があるはずだと原因探しに明け暮れて……

迷い、悩んで……

今にして思うとチャンチャラおかしいけれど、死ぬの生きるのと泣きわめいていた。

わが子の心までもズタズタに傷つけてしまったし……。

「よい母」という呪縛《じゅばく》は苦しくて、世間の評価を気にしながらの子育ては本当につらかった。

本を読みあさっても、たくさんの講演を聞きに出かけても、親の会に参加しても、すぐに答えは見つからず、ずいぶん長い時間をかけて、ある日、ふと気づいたのだった。

「母であればいい」

優しい笑顔とおいしいご飯。

かんちがいしながらも、いっしょうけんめい三人の子を育てていたあのころの自分が、今はなんだか、とても、いとおしい……。

母

スーパーで買い物をしていたら、流れてきた歌。
息子が不登校のときと重なる歌詞で、泣けてきた。
涙が止まらなくなって、人目もはばからず泣きながらカートを押して歩いた。
あれから十年たつのに、未熟だった自分をまだ責めている。
見栄や体裁や世間体を気にするアホな母を大まじめにやっていた。

自分の産んだ子どもを苦しめることばかりして、いったい何をしようとしてたんだろう。

わたしがほしいものって、なんだったんだろう。

……

歌詞をたよりに、CDを買った。

SEAMO《シーモ》の「MOTHER」

「あなたの子供でよかった
　あなたが僕の母でよかった」

このフレーズでいつも泣く。

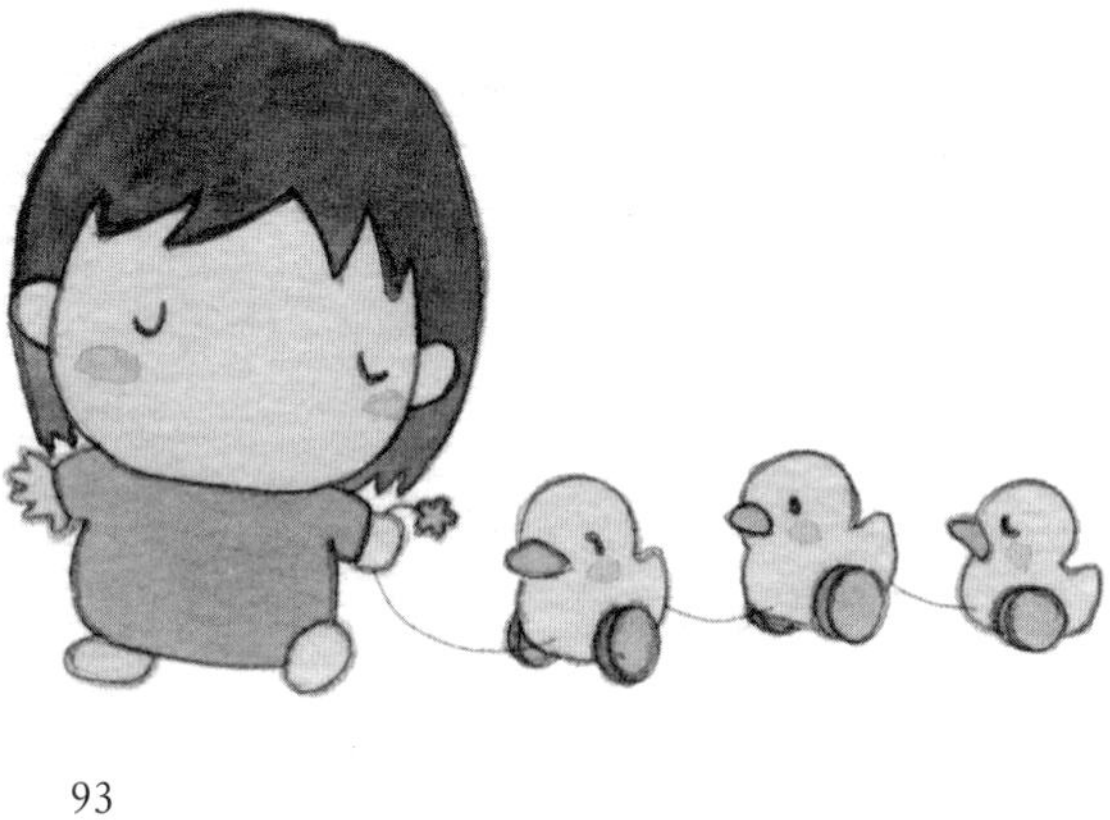

お金

お金のことを考えていると、後ろ頭が痛くなってくる。

夫はアパレル関係の小さな会社を経営していて、わたしは「中小零細企業のおくさん」……をやっている。

何がつらいって、お金のやり繰りが一番しんどい。

お金の苦労は、夫婦げんかを呼ぶのだわ。

お金を、よう稼がんから、だんなさんのことが嫌いなんやろか。

……「ちがうやろ、わははっ」

努力を重ねて、一生懸命仕事をこなしていても、どうにもならない時期はある。

そんなときこそ、夫婦仲良く……。

泣けばお金が入ってくるかと言えば、けっしてそんなことはなく、眠れぬほど悩めばお金が沸き出るかといえば、そういうこともありえず、ましてや二人のけんかで解決するはずもなく、そこは仲良く乗り切らんといけん。

お金がないときこそ、一に夫婦仲良く、二に夫婦仲良く、三、四がなくて五に夫婦仲良く……なかなかできんけどね。

でも、そういうお金の悩みを、まっとうに経験することは大切なことかもしれない。

「痛み」を知ると、人を無邪気に傷つけたりはしないから。

夫

ドドドッと妻が更年期になだれ込んでいくさまを、夫は最初、なまけているのかと疑っていたそうな。

日に日におかしくなっていく妻を目の当たりにして、戸惑い、うろたえ……あきれはて……ついにあきらめたのだろう。

ほんとに、しんぼう強く付き合ってくれる。

若いころの罪滅ぼしか……。


「お点をつけるならば百二十点」

と、言っとこうっと。

大恋愛

夫曰く、
大恋愛ではなく、単なる「かんちがい」だったかもしれん。
なるほど……。

息子曰く、
そんなら、おれたち、かんちがいの子か……。

そうかもしれん。

でも、これからもずっと、「かんちがい」したままでいるから大丈夫。

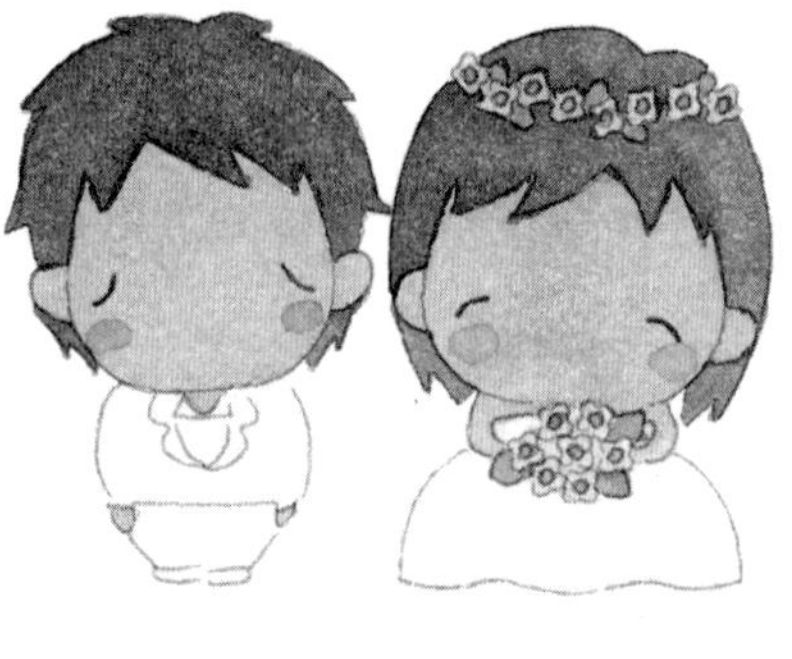

ぎっくり腰

夫の腰……かがんだ瞬間にギクッ……

そのまま、動けなくなった。

痛風の痛みで歩けなくなったときにも、

「おおげさだ」

と叱ったけれど、ギックリ腰で苦しむ彼にも言ってしまった。

「おおげさ」

素直にやさしくしてあげられない。

若いころの彼は一人で事業を興し、血気にはやった「男」であった。若い「母」であったわたしは、彼に「夫」と「父」としての役割を求め、ずいぶんと無理を言った。

台風の夜、飲み歩いとって子どもとわたしに心細い思いさせたやろ。

わたしが肺炎で寝込んだときは、あなた、どうでした。

わたしがしんどいときに……

恐ろしいことに心の内で過去を持ち出す……

痛がっている人に、そんな恨みつらみで、醬油を遠ざけて置いてみたりする。

にもかかわらず夫は、いじわるな更年期ババアと本当に辛抱強く付き合ってくれる。

悪妻で、亭主は育つ……。

朝

目が覚めても、すぐに起き上がることができない。
心もからだもしんどい。
重いからだをエイヤっと起こす……やっぱり、だるい。

ふたたび布団に倒れ込む。
からだじゅうがギシギシと、何ともいえない違和感。
手も足もむくんだ感じの気持ち悪さ。

毎朝、布団の中で暗いため息。

とうとう、夫が朝食の支度をして、
「味噌汁できたぞ」
と、起こしてくれるようになった。

やさしくされればされるほど、申し訳ない気持ちでいっぱいになって自分を責めてしまう。

ご飯もつくれんようになったと落ち込むわたしのそばに
「おれは味噌汁を究めるのだ」
と、つぶやきながら今朝のお品書きを書いている人がいる。

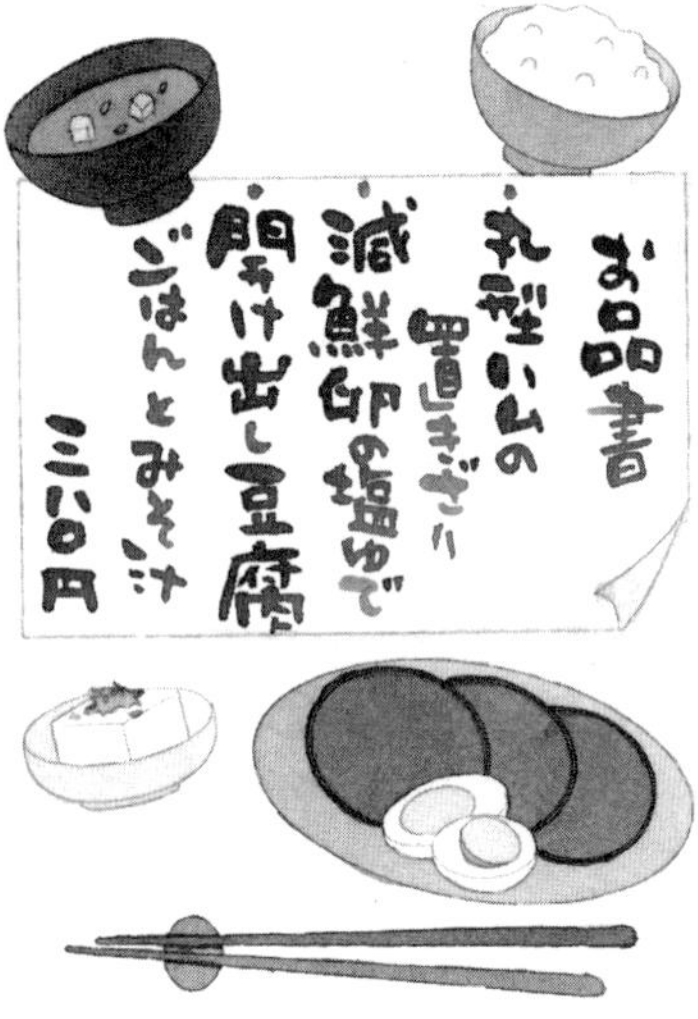

おやじ

「飯、炊けとるンか」

と、夫が聞くので、

「たけとるよ」

と、答えたら返事は
「たけとり物語」

…………。

すぐに音に変換する。

日がな一日おやじギャグ。

話の前後がないままに唐突にしゃべり始めるのもおやじ。

お昼に二人でコンビニ弁当を食べていたら

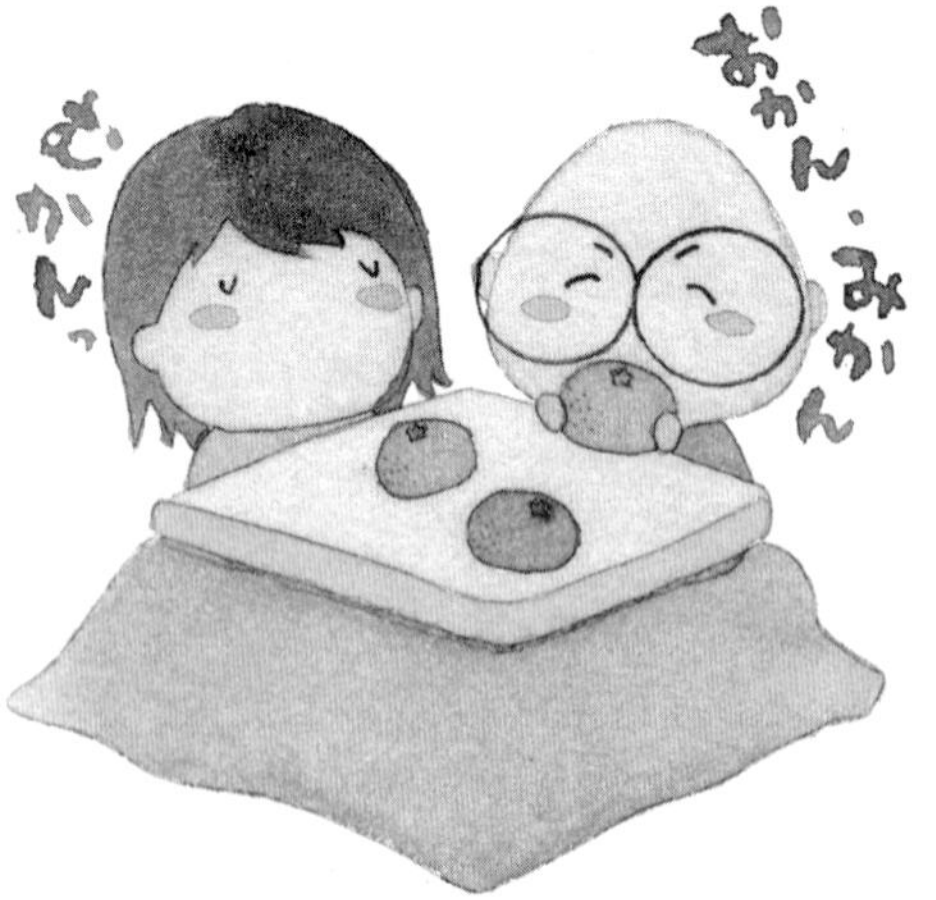

「おい、魚が虫になったらカエルかのぉ」

と、おっしゃる。

「えっ」

見れば鮭弁当のラベルを見つめておられるので、ああ「鮭」という漢字のことだなとわかる。

確かに魚へんが虫へんに変わったら「蛙」になるわな。

鬱の気配を感じながらも、ドッと寝込むことなく、かろうじて日々を過ごせているのは、この夫のおかげかも。

わたしの笑顔を誘おうと変な踊りまで踊ってくれる。

あっぱれ、おやじ。

笑いはカウンセリングに勝る。

夫婦

ある雑誌の更年期特集で、もんたよしのりさんご夫妻のことを知った。
もんたさんは、自分の「老い」は病的ではなかったけれど、奥さんのは見ている
だけで「すさまじいもん」だったとおっしゃっている。

「買い物に何倍もの時間がかかるようになりました」と、奥さまの恭子さんが語っ
ておられるのを読んだときには
ああ、おんなじだ……
と、その雑誌を胸に、おんおん声をあげて泣いてしまった。

わたしだけじゃなかったんだ……。

わたしひとりじゃなかったんだ……。

「キレイごとやなくて、オレも変わるしかなかってん」というもんたさんの言葉から は、わが夫の心の中をちょっぴり覗《のぞ》けたような、そんな気がした。

だからといって、もんたさんのように

「恭子が更年期になったことで、オレらは揺るぎようのない関係になった」

……なんてこと、夫は言わんやろうけど……。

とにかく、壊れたわたしを見放すことなく、毎日いっしょに過ごして下さって、ありがとうやわ。

のんきにあんパンなど食っているメタボおやじを、感謝のまなざしで見つめたりするのであった。

Ⅳ たどる

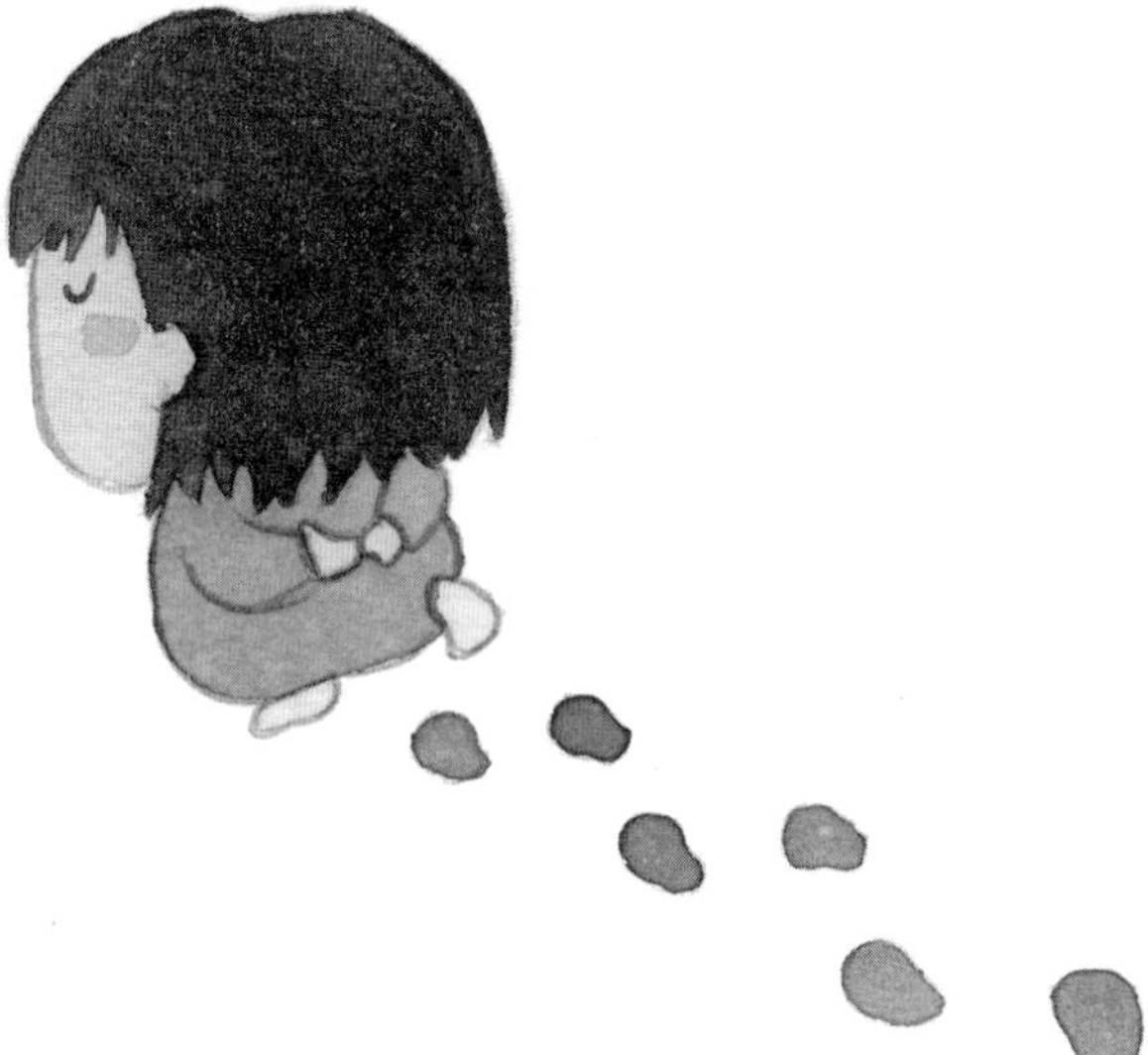

サロン

「サロン」という言葉の響きに反応してしまう。

フラワーアレンジメントに、テーブルコーディネイト、手芸に絵画、紅茶、アロマセラピー……。

なんか、おしゃれ。

髪振り乱し、毛玉のついたセーターにペッタンコの靴を履いて毎日ドタドタ走り回っている自分とは縁のない世界……。

優雅な暮らしをしたいなぁ。
婦人月刊誌に載っているような「おハイソ」な世界……。

あこがれるわたしにＤＮＡがささやく。

父方のオジイサマは、牛を飼いながら蜜柑《みかん》をつくってた人。
母方のオジイサマは、豚を飼いながら蛸壺《たこつぼ》漁をしていた人。
オバアサマは着物の仕立てをしていた。
ゴリョウシンサマは田舎の学校の先生だった。

実直で素朴な、そういう血が流れていることに安心するし、感謝してしまう。

心だけは優雅に品よく暮らせよ……。

親

三人姉妹の一番上。

昔ふうにいうならば、お婿さんを迎えて家を継ぐべき立場で育った。

県外へ嫁ぐことになったとき、親戚のおじさんに言われた。

「親を捨てるのか」

そのとき以来、「親不孝娘」なのだという引け目と、親と同じ教師の道を歩んでいたのに、それを断ち切ったのだという負い目とをずっと抱え続けてきた。

そのうえ、自分はアダルトチルドレンだから生きていきにくいのだと悩み始めてからは、引け目と負い目の感情プラスアルファが増殖して、なんとも複雑な気持ちのまま年を重ねてきた。

寂しさの穴ぼこが埋まらない。

「いっしょうけんめい生きているね」と、ただそれだけを言ってほしかったのかもしれない。充たされない感情を持ち続ける自分が嫌でたまらなくなって、齢《よわい》八十になる親に本心をぶつけてみようかと迷った時期もある。

でも、結局それをしなかったのは、誤解を恐れずに言ってしまえば、あほらしくなってきたから……。

そんなこと、もう、どうでもよくなった。

いろんな親がいて、いろんな子どもがいる。

現実感の消失

ときどき現実感がなくなる。

愛媛で生まれて、県境で小学校の先生をしていたはずだったのに、なんで今、広島におるんやろう。

この不思議な感覚はふと、なんでもないときに襲ってくる。

感覚としてポッと脳にわき上がってくる感じ。

なんで、ここにおるん。

なんでここでこんなことしよるんじゃろ。

その奇妙な気分は数分で消え失せる。

「何でなのかわからんけど、今ここにおる」ことが、運命なのかも。
愛媛から広島まで、まさに命を運んできたのだから。
とはいえ、折々にどちらの道を歩くのかを選択してきたのは、すべてこのわたし。
それがマルだったのかペケだったのかなんて、考えてもせんないこと。

なんで、ここにおるん。

体だけがここにあって、魂が浮遊してる感じ。

分去《わかさ》れの道

かの時に我がとらざりし分去《わかさ》れの片への道はいづこ行きけむ

美智子皇后『瀬音』

そうかぁ。

そうなんだぁ。

……あのまま小学校の先生をしていたら、今ごろどうなっていたんだろう。

感じていた小さな澱《おり》のような思い……。

夜、自分の手をながめながら泣いたことがある。
この手は、たしかにチョークや赤ペンを握っていた。
幼いころからの夢が現実となって、『二十四の瞳』さながら、緑の風の中「おはようっ、おはようっ」と子どもたちに声をかけながら、あぜ道を自転車で駆け抜けていた……のだ……。

あの道は、どこへつながっていたんだろう。

ふと、想いを馳《は》せてみることはあるけれど、
今は、自分の選んだほうのこの道を、いっしょうけんめい歩いていきましょうってことよね。

誰も歩んだことのないわたしだけの道……。

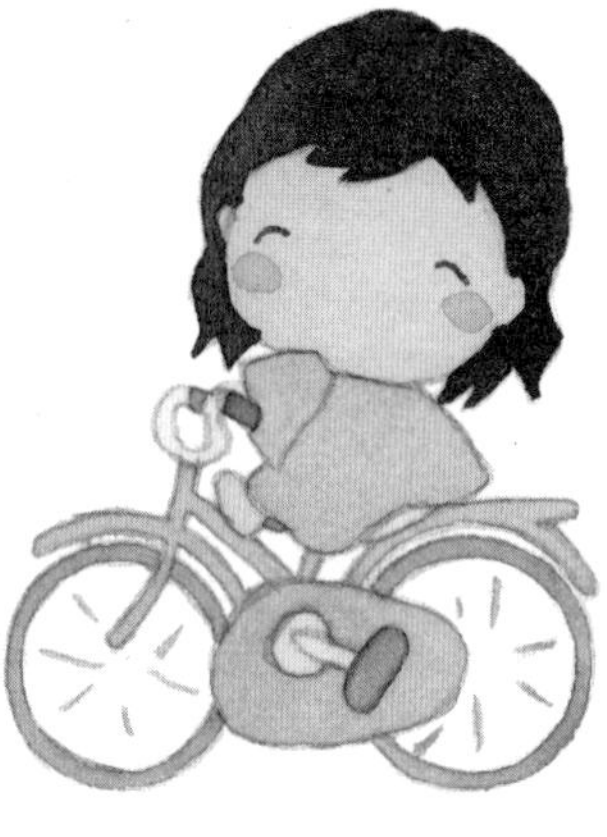

二十八歳のわたし

生まれてはじめて地方紙の女性コラム欄に投稿したのは、二十八歳のとき。

その頃のわたしは四歳、二歳、一歳の三人の子どもを抱えて、夫が始めたばかりのショップの手伝いをしていた。

《……飲みに出かけただんな様のお帰りを気にすることなく、ガーガー高いびきで眠る太い神経を育てましょう。相手に望むより、自分の心の持ちようを変えた方が手っ取り早いと、いろいろ考え、悩んだ結果、今悟りつつあります。……

……ついて行くからには、それなりに理解し、笑顔の女房でなければなりません。わたしも行動をおこすことにしました。

車の教習所に通う手続きを済ませ、三人の子どものせいにして手入れを怠っていた髪も少しはまとめ、したりしなかったりだったお化粧も毎日して、明るくいきいきと前向きに生きることにしました。

ああ、今夜はいい夢見れそう……》

二十八歳のわたしは、大まじめに綴っている。

飴《あめ》色に変色した古い新聞の切り抜きを手に想う。

無理して、ごまかして、自分に嘘ついて……。

「できた女房」の型にはまろうとして、さんざっぱら苦しんで。

窒息寸前のかわいかったかもしれない二十八歳のわ・た・し。

あれから、ずぅぅぅっと無理してきた……。

もう、今は、やりたいようにしかやらん。

三十一歳のわたし

まだ、子どもたちが幼かったころ。
台風の晩、飲みに出た夫が朝まで帰って来なかったことがあった。
四国生まれのわたしにとって「台風の夜」は特別。
でも、広島人は、めったに被害に遭《あ》わないから平気の平左。
水の汲み置きもせんし、窓ガラスにガムテープも貼らん……。
若かったわたしは、恐ろしい台風の夜を気丈にがんばり、新聞のコラムに投書…
…(してやった)……。

何も知らされていなかった夫は、ラーメン屋のマスターに、
「今朝の新聞に載っとったぞ。こないだの台風の日に朝帰りしたろうが」
と言われて、慌てたらしい。

わははっ……。ごめん、とうちゃん。

文章を綴ることで、心細さや腹立たしさを昇華させることを覚えた三十一歳のわたし。

「書く」ということで、いつもわたしは守られ、救われてきた。

ふぁっしょん

どんな服を着てもパッとせん。
おかしい。
似合わん。
なんか、おばさん……と感じ始める四十五歳ころ。

顔がふけて、ウエストがなくなって、足が太くなって……
雪崩のごとく。
下がったお肉に自分も納得しはじめる五十歳のころ。
全身ぷにょぷにょ。

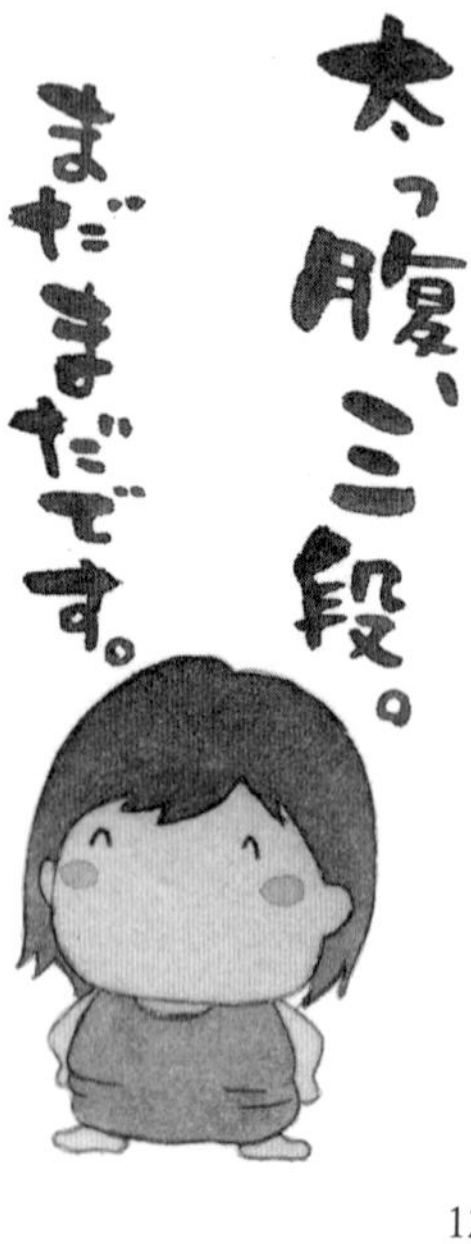

ちょうどそのころ、京都の伽藍《がらん》堂さんのリネンやコットンの民族衣装風ワンピースと出会って、ちょっとしたおでかけは年がら年じゅうそればかり。着心地いいし、体型をすっぽり隠してくれるし……メイド　イン　ネパールのワンピスタイルは、ちょっぴり怪しくてお気に入り。

いざというときは、着物。

けっして無理に売りつけない紅葉堂さんに出入りするうち、ちょこっとおでかけの紬《つむぎ》デビュー。

丸太のように凹凸のないずんどうのからだを、着物はお上品に覆《おお》い隠してくれる。

五十を過ぎたあたりから、やっと自分のスタイルが出来上がってきて、ワードロープはすっかりシンプルに。

好きなもんを好きなように着て、ごきげん。

着物

全身を布でスッポリ包まれている安心感。
締めた帯で背筋がシャンとのびる心地よさ。
まっ白い半襟《はんえり》と足袋《たび》の潔さ。

パニック障害や更年期障害のしんどさを「着物」が救ってくれる。
「着物を着て行けばなんとかなる」と思ってしまう。

わたしの着ぐるみ……かな。

不登校に関するミニ講演を引き受ける気になったのも、夫の所属するクラブの新年会に一緒に行こうと思ったのも、着物パワーのおかげ……。

タンスから引っぱり出して眺めたり撫《な》でたりしているだけで、なぜか心が平らかに……。

尖《とが》った心もちょっぴり和らいでくる。

若いころの着物を仕立て直して娘たちに着せるときなど、心豊かな日常がわたしにもあるのだと気づかされる。

身も心もスッキリしない毎日だけど、ささやかな楽しみは身の回りにいっぱいあふれているのかも……。

今夜も、みんなが寝静まったころ、お茶を飲みながら精神安定剤代わりに着物雑誌をめくる。

泣く

人から言われることの一つ一つが、しんどい。
わがままばかり突きつけられて、抱えきれない。

いっしょうけんめい気を遣う。
なのに、これでもか、これでもかと、ぶすっとした態度で要求を突きつけられると、どうしたらいいのか分からなくなる。

話して分かる相手なのか、あきらめればいいのか、無視すればいいのか、ゆったり包めばいいのか、そんなこと考えなくていいのか、頭の中がグチャグチャになってくる。

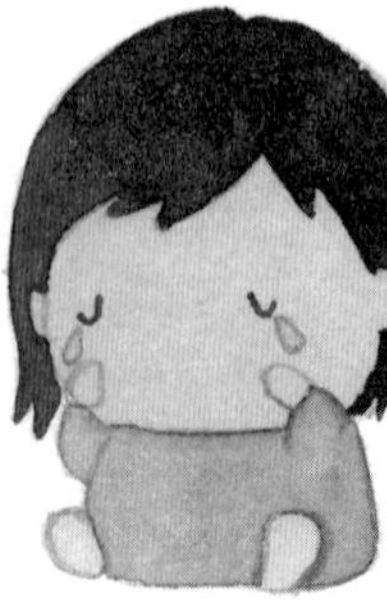

情けなさとともに涙が流れてきて、こらえきれずに隠れてひとり泣く。
感情のコントロールがうまくできない。
スイッチがすぐ入って、泣くのが止まらなくなる。
きのうは日がな一日断続的に泣いていた。

この感情の波は、説明のしようがない。
孤独やなぁ……。
孤独と感じたそのことに、また寂しくて泣く……。

夜、ふとんの中でしゃくり上げて泣きながら、ふとした錯覚に陥る。身も心も涙で洗い流されて、まるで神聖な「禊《みそ》ぎ」をうけているかのような、そんな不思議な感覚。

泣くのも、また、よろし。

ウルトラ

わけもなく寂しい。
なぜか寂しい。
たまらなく寂しい。

車の中でひとしきり泣く。
涙がとまらない。
寂しくてしょうがない。

これって、今までの自分を空っぽにしていく寂しさかもしれない。
やさしげな母や、しっかり者ふうの妻を、どこか無理して装ってきたであろうわ

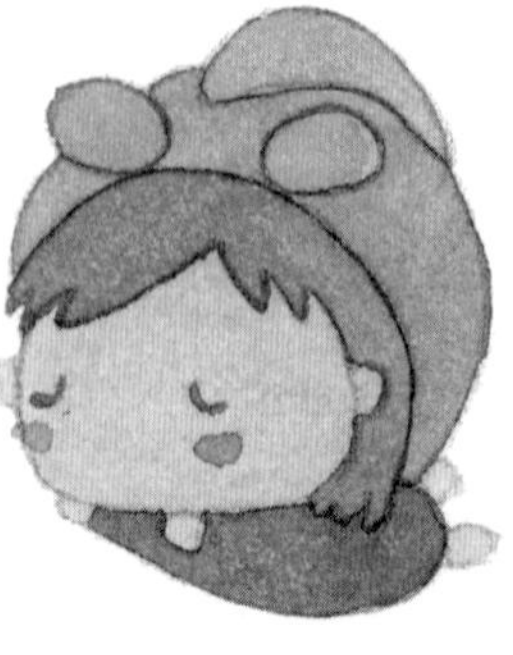

たしに

「もう、いいよ。今まで、ようやった。ここらへんで、そんなんやめて、いっぺん空っぽになってしまえば楽になるんちゃうん」

と、脳が指令を出してくれているのかもしれない。

空っぽになった後は、新バージョンの「わたし」で充ち満ちていくのかな。

「妻」でも「母」でもない「私」ってどんなんだろう。

これから何がしたいんだろう。

どんな人になりたいんだろう。

動じず、巻き込まれず、おだやかにやわらかく静かにほほえんでいる……そんな人がいい。

そういうウルトラばばぁになりたい。

むなしい

ご飯をつくる……。

献立を考えるところから始まって、買い物も、米をとぐのも、ジャガイモの皮をむくのも、お皿に盛りつけるのも、ひとつひとつが……しんどくてたまらない。

「家族の健康を守るのはおかあさん」だとか、「出来合いのお総菜は手抜き」などと脳みそに刷り込まれているから、つらくても泣きながら台所に立ってしまう。

食べるほうの人たちはといえば「きょうは友だちと食べてきたからご飯いらない」……と、いたってのんきで平気。

飲んで夜中に帰って来る人も、家ご飯を食べたり食べなかったり……の超自由人。

わたしの存在は空気かなんかのごとく、あんまり気にしてもらってないから、たまにはあるものの、こまめな連絡は望めない。

腹立たしいのを通り越して、心底むなしくて、やりきれない。

そういえば、娘が中学生のころ言われたことがあったなぁ。

「なんで毎日まじめにお弁当をつくるん？　ときにはみんなみたいに購買でパンを買ってみたい」

なんだろうなぁ。

むなしいなぁ。

どよぉぉぉん。

回線

テレビで遅延性なんとかという精神の病のことを放映していた。四、五十代の女性が多く発症するのだそうだ。

その女性は、だれかに命を狙われ、盗聴され、電磁波で攻撃されるという妄想に取り憑《つ》かれているという。

離婚後、アパートでひとり暮らし。娘さんとも二年近く会ってなくて、ひとりぼっち。散らかり放題の部屋の中、大切そうに子どもたちの通知表。外出前のガス栓などの確認に三十分。

発病の原因は「寂しさ」だって。

せつない。
自分の姿と重なって、涙が出てきた。
なんとでも病名をつけてちょうだい。

きっと彼女も良妻賢母であろうと必死でがんばってきたはず。
それなのに、いつのまにか成長した子どもや社会で揉《も》まれた夫に置いてけぼりをくわされたんだと思う。母として妻として一生懸命やっていたことの脳の回線がプチっと切断されたんじゃなかろうか。

「母」でもなく、「妻」でもなく、「私」へと繋《つな》がる基本の線を早く繋がないと、壊れたまんまボロボロになっていく。

基本回線うまく繋がってないけぇ
やっぱりわたしも変やな。

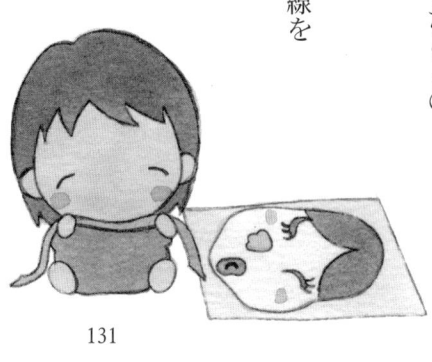

伊《い》予《よ》柑《かん》

体も心も思うようにならない。
だれにもこのつらさを言えなくて……
言っても理解なんかしてもらえなくて……

いまにも大声で叫び出してしまいそうで、おそろしい。

……気がついたら、いよかんにハサミをつきさしていた。

いよかん……ごめん。

先　輩

「主人を飲み屋まで迎えに行くために、七十を過ぎて車の免許をとったんヨ」

サラリとおっしゃる八十歳。

「こんなわたしでも更年期のころはネ、朝ご飯のお箸を持ちながら……死にたぁい……晩ご飯のお茶碗を手にしながら、……死にたぁい……ってそんな感じだったよ。だいじょうぶ。きっといい日がくるから……」

更年期を振り返りながら、誰かの背中をやさしく撫《な》でてあげる日が、わたしにもいつかやってきますように……。

捨てる

どんどん捨ててみる。

雑誌　くつ　洋服　バッグ　アクセサリー　食器　なべ
空き箱　空き缶　ビニール傘　たくさんのがらくた

あれもいらない。
これもいらない。

モノの整理は、気持ちの整理……。

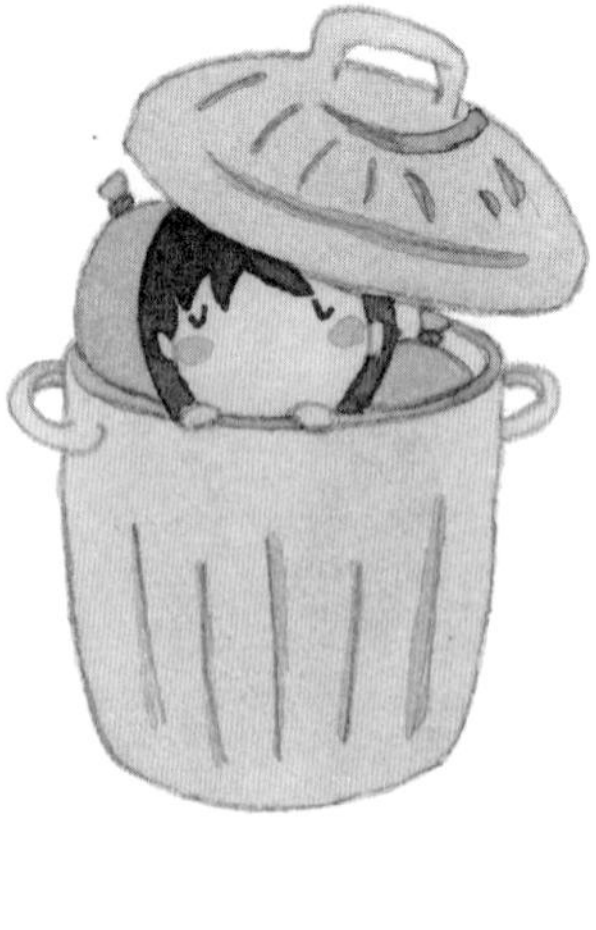

ぷかぷか

家族は、輪っかの中。

気の合う人は、輪に接しているか交わっているかというところ……。

出会わなくていい人、かかわらなくていい人は、輪っかの周りに、ぷかぷか浮かんでもらっとく……。

夢ノート

四十歳になったばかりのころ、毎日毎日泣き暮らしていた。

子どもたちの不登校に、事業の不振……。

先の見えない真っ暗なトンネルの中にいるみたいだった。

悩んで苦しんで泣いてわめいて……。

そんなある日、本屋さんで、ふと、何気なく手にしたのが、エッセイストでイラストレーターの中山庸子さんの『夢ノートのつくりかた』（大和出版）

ページをめくるたびに胸がふくふくと充たされて、まるであの夜の「小公女」の屋根裏部屋……。暖炉にパチパチと火が燃えて、ベッドにはふかふかの羽布団、テーブルにはほかほか湯気のたつごちそう……紅茶も……。

わたしスタイルの「夢ノート」は、Ａ４判の大学ノート。
雑誌や新聞のお気に入りの記事や写真をペタペタ貼ったり、ことばを書き写してみたり、わき上がってくる想いを書き連ねてみたり。

「ぱっとせんなぁ」とぼやきながら暮らしているとばかり思っていたのに、「夢ノート」を開くかぎり、ちゃんと夢も希望も掲げられているし、なりたい自分の姿もきちんと思い描かれている。

開けばほんわりしあわせ。

どんなおばちゃんになりたいのか。
どこへ着地したいのか。
ぷっくらとふくれあがったノートの中に答えがあるかもな。

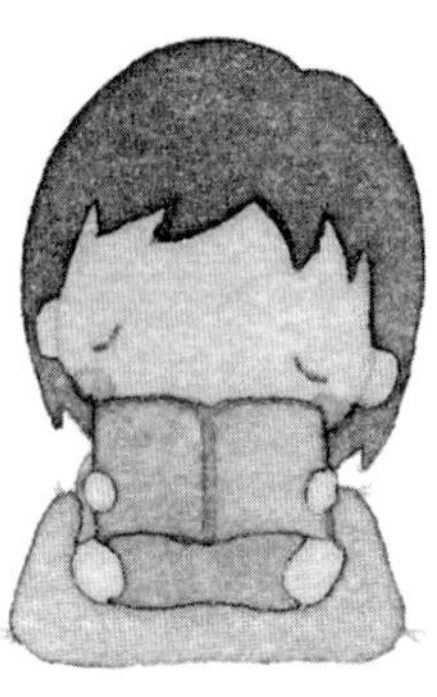

好きなもの

田辺聖子さんの小説　木村孝さんの着ものコーディネイト
落合恵子さんのエッセイ　中山庸子さんの夢ノートシリーズ
西原理恵子さんの「毎日かあさん」　浜文子さんの詩
高橋まゆみさんの創作人形　堀文子さんの絵
草乃しずかさんの日本刺繍　五味太郎さんの絵本
鈴木登紀子ばぁばの料理と語り　海原純子さんの「心のサプリ」
それから　陶器　きもの　ブローチ　桃の花

ほっと息がつけて、気持ちがなごむ。
わたしの好きなもの。

桃の花

桜でもなく梅でもなく……桃の花。

近所の畑の中に大きな大きな桃の木がある。

三寒《さんかん》四温《しおん》のそのころ……まるで微笑みを纏《まと》っているかのように桃色の花がやさしく咲いて青空いっぱいに広がる。

雪の降る日は、花びらに積もらせて白く咲く。

雨の降る日は、静かにしっぽり濡れて咲く。

……好きなものから、自分が覗《のぞ》き見えてくる。

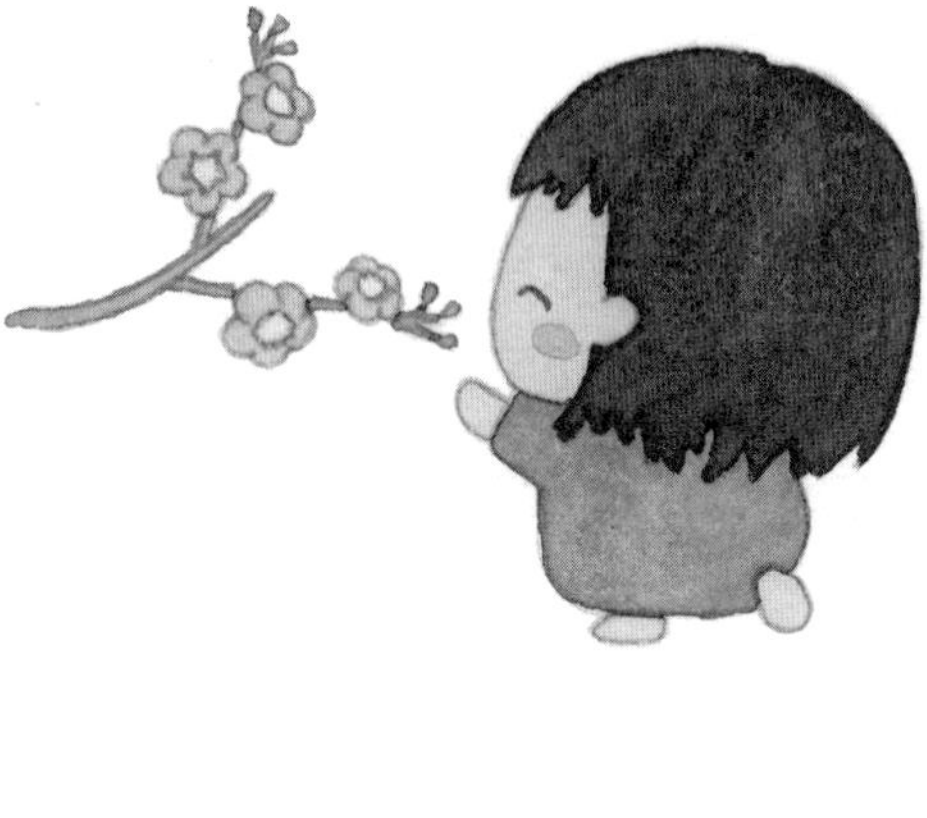

はがき

チラシや雑誌のカットを切り取って、はがきに貼り付ける。
おひな様に鯉のぼり、すいかにさつまいも……。

絵手紙もどき……

やりとりは、まったりと……書きたいときに。

届くはがきは、表裏が文字でぎっしり埋めつくされたものから、水彩画に水墨画に写真……みんないろいろ。

そのどれもが、やさしく……あったかく……ありがたい。

電　話

何人かの電話友だちがいる。
「聞いてくれるぅ」から始まる電話。
だれも「がんばりなさい」だの、「しっかりしなきゃ」だの言わない。
ただただ聞いてくれる。
しゃべって癒される。

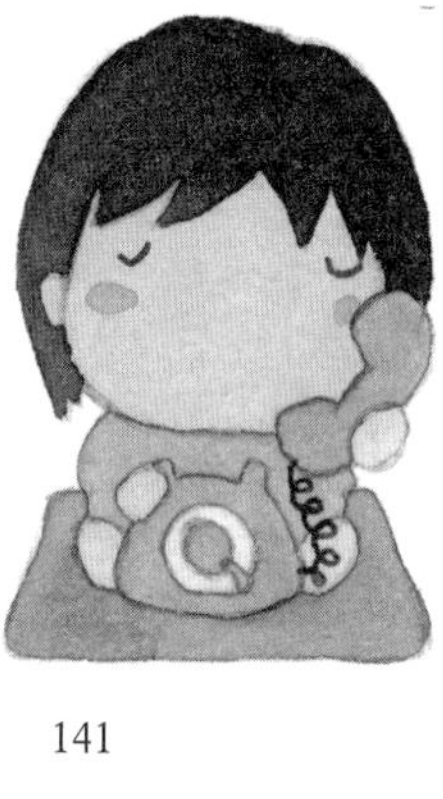

V つむぐ

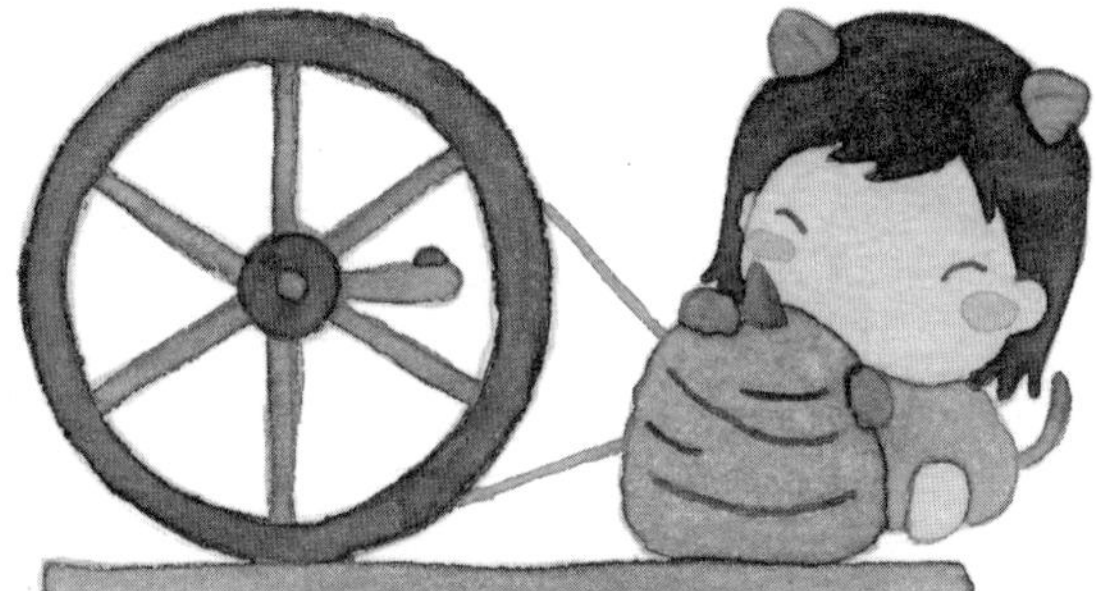

京都行き

京都で会合のある夫について行く気になった。

新幹線に乗れないくせに……。

飛行機に電車、高速道路にエレベーター、病院、美容院……ぜぇんぶダメ。

四十八歳を過ぎたあたりから、いつ現れるか分からない自分の中の「魔物」に怯《おび》えて、出かけることができなくなってしまった。

あまりにも日常生活が不自由になって病院に行ったら、パニック障害と診断された。

突然スイッチが入って、ふうっと気が遠くなっていく。

気を失いそうですごく怖い。

もう何年も「魔物」と付き合ってきたけれど、仲良くなれるはずもなく、追い出すことはできんのだろうかとうんざりしていたところだった。

京都に行きたい。

……新幹線の中で「魔物」が出没するかもしれない……。

……出てくるなら出てくりゃいいじゃんっ……。

怖いけど、これを逃したら一生どこにも行けん……。

そう思った瞬間、更年期の出口が見えたような気がした。

新幹線

行くと決めた。

京都に行くぞ……。

新幹線の中で「あいつ」が出て来るのだろうか。

……パニック発作はいつも突然やって来る。

ものすごい不安と恐怖に襲われ、気が遠くなっていく。

手のひらが汗ばんで、心臓がドクンドクンと早鐘のごとく打ち始めて、あっという間に「あいつ」が体を占領する。

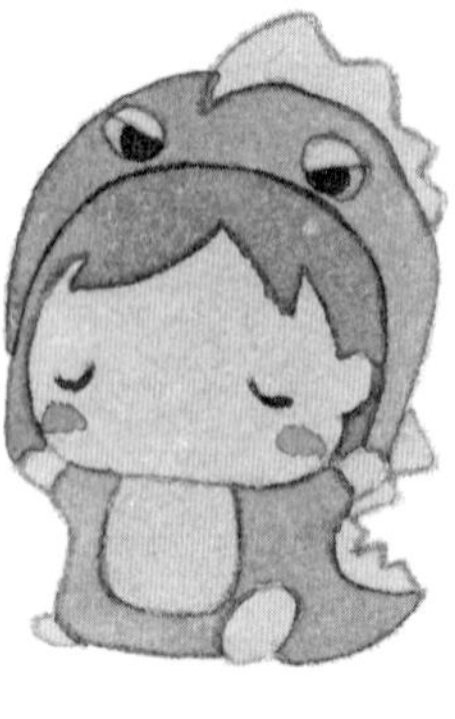

「あいつ」はわたしの中に住んでいる「魔物」。

手なずけるしかないんよね。


よしっ。

新幹線に乗っている間は「魔物」には、おとなしくしといてもらおうじゃん。

お守りは、飴とお茶と『パニック障害なんてこわくない』（ベヴ・エイズベット著・入江真佐子訳／大和書房）という本。

……この一冊で「あいつ」の正体を知ったのだった……

実際には行きも帰りも「魔物」は登場することはできなかった。ずっとしゃべり続けて存在を無視したもんね。

チラッと頭の片隅を影がよぎるたびに、知らんふりを決めこんで出没を必死で阻止……。

舞妓さんといっしょの写真は一生の宝もの。

ありのまま

パニック障害を抱えたままの京都行きは、迷う背中を夫が押してくれた。「行けるよ」と。

同じパニック仲間の友人は「途中棄権ありだからね。行ってみようと思ったことに意味があるんだから」とアドバイスをくれて、終日、自己観察報告メールに付き合ってくれた。

「京都まで付き添って行ってあげる」と本当にいっしょに来てくれたのは塾をしていたころの教え子。中学生だった彼女も今は三十路のキャリアウーマン。さりげない細やかなこころくばりで、たっぷりの安心感を与えてくれた。

遠く福島の友人は「祈ってあげるから行っといで」と励ましてくれた。クリスチャンである彼女の「祈り」は、いつもあたたかくわたしのもとまで届く。

帰りの新幹線に乗ったのは夜も十時過ぎ。京都行きを知らないはずの友人からタイミングよく「なにしよるん」のメールが入り、やりとりしているうちに「魔物」またもや出没できず……。

神様が贈って下さったかのようなプロジェクトチームのおかげで「魔物付き新幹線京都行き」は無事終了。

後日、体調を崩すこともなく、おおげさな達成感やあからさまな気分の高揚を感じることもなく、ただただ幸せな気分に浸っていられたのは、みんながありのままのわたしを静かに応援してくれたから。

さんきゅう　べりぃ　まっち。

美容院

いつもの美容院で
「よかったですねぇ。シャンプーできるようになられて」
と、言われて気がついた。

そうだった。

忘れとった。

パニック障害がひどくて、ここ何年もシャンプー台に乗れなかったのだった。
電話で事情を話して、やっとカットだけ、それも短時間でとお願いしていたのだっ

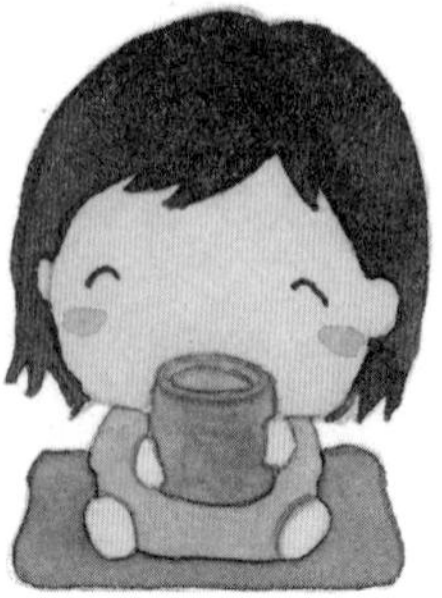

た。

髪がのびて、クルンとお団子にしても処理しきれなくなって、半年に一度の命がけの美容院……だったはずなのに、ふつうに予約して、ふつうにシャンプーとカットをしてもらっていることに、言われてはじめて気づいたのだった。

ひょっとしたら、他のいろんなつらい症状も薄紙を剥《は》がすように、なくなってきとるんかもしれん。

そうだっ。あのホットフラッシュもここ何カ月も現れとらんし、朝のため息もない。アレもこない。

いっぺんにドッと押し寄せてきた更年期の諸症状は、引き潮のように去りつつある……の……かも……しれん。

それを実感した、五十三歳と五カ月……。

ゲーテ

気を許して、パニック障害のことをポロリともらしたことがある。

「賢すぎるんじゃないの。わたしはバカでよかった」

と、その人は言った。


「ああ、そうですかい」と思った。

悔しくも情けなくもなかった。

それどころか一瞬感じた哀しさが、やがてふっくらと自分自身を包みこむやさしい感情に変わっていくのがわかった……。


「涙とともにパンを食べた者でなければ人生の味はわからない」と、ゲーテだって言っている。

紡ぐ

『ぐるりのこと』という映画を観た。

鬱状態の妻のようすは自分そっくりで、せつなかった。

辛抱強く妻と付き合って、そこから逃げない男のやさしさは、目の前にいる夫の姿と重なって……泣けた。

描かれている人間模様は、すぐそばにいる人たちのようで、そうだよな、人間ってそれぞれの哀しみを背負いながら、みんなでいっしょに生きていけばいいんだよな……と、思った。

そのなかで、わたしはわたしの毎日をていねいに紡いでいけば、それはそれでひとつの人生になる……。

木村多恵さん演じる妻が、寺院の天井画を一心に描き続けたように、拙いながらもわたしはわたしの文をひたすら綴り続けよう。

いい感じ

五十四歳になろうとする今、じんわりとほんの少しずつ楽になってきているのがわかる。

朝……起きられる。

このわたしが毎日化粧をしている。

あんまりイライラしなくなった。

……かといってニコニコしているわけではないけれど……。

……ついこの間も涙の発作が起こったばかりで、予想もつかない体調の変化と気分の波に振り回される日々は、いまだに続いている。

股関節の痛みで四枚ものレントゲンを撮ったあげく

「骨にも関節にも異常はありませんね」

と言われ、わけのわからないまま湿布をもらって、十日ほども左足を引きずって過ごしたのは、つい一週間前のこと。

おまけにホットフラッシュも何カ月ぶりかのお出ましで、今朝なんかファンデーションをのばしているのか、吹き出てくる汗を塗りたくっているのか、どっちかわからんなぁというありさま。

それでも、さほど騒がず、「あぁ、またか」とやり過ごせるようになってきたのは、われながら……えらい……。

まっ、いろんな症状に慣れてきたのかな。

あきらめもあるし、鈍くなってきたとも言える……。

あいかわらず身も心も何ひとつ思うようにならないし、なすすべもないのだけれど、最近なんとなく肩の力が抜けて、いい感じの自分がいる。

にらむ

混みあったスーパーの駐車場で、乱暴な運転をする人がいた。空いたスペースへおしりから突っ込みたいらしい。おいおい、その角度で勢いよくバックしてきたら、わたしの車の先にぶつかるぞ。クラクションを鳴らすけれど、聞こえないのか知らんふり。むこうの動きに合わせてハンドルを必死で切ったあと、思わず顔をまじまじとながめたのが悪かった。

買い物を済ませて車まで歩いていると、一台の軽四が目の前に止まった。知り合いかしらんと思って、笑顔でのこのこ近づいていったら、

「なんでオバサンにわたしがにらまれんといけんのっ」

と、とがった声でつっかかってこられた。
「にらんでないよ」と言うのが、せいいっぱい。
「にらまれましたっっっっ」
三十代とおぼしき女は、はき捨てるように言い放ってブィーンと走り去ったのだった。

あ〜、わたしって人をにらんでるんだぁ。
オバサンてよばれるんだぁ。

「にらむオバサン」は、きょうのわたし。

ときに、「やさしいふり」や「いい人ぶりっこ」をしているのもわたし。

いろんな自分が今は好き。

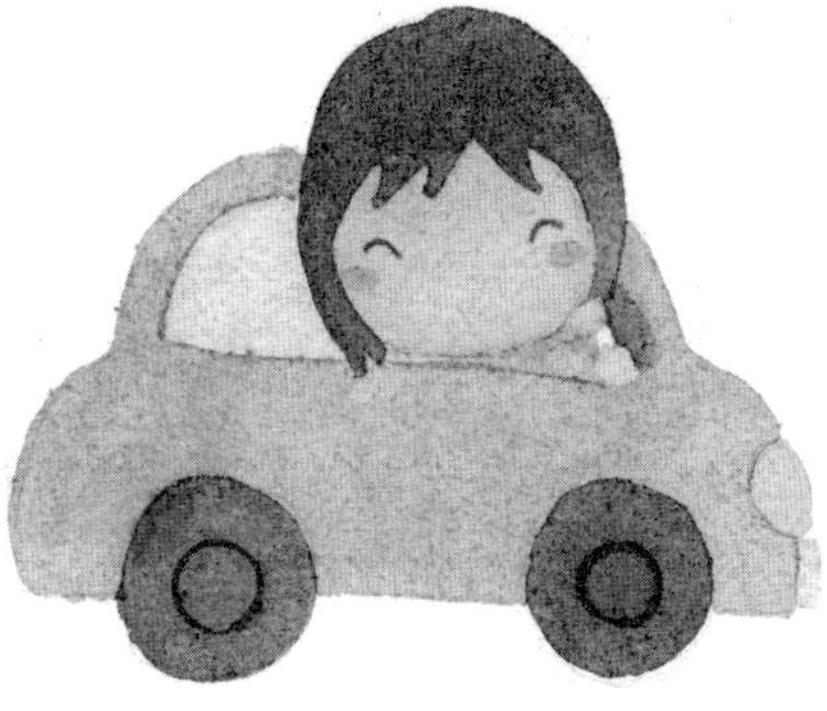

着地点

画家の橋本不二子さんは、五十四歳のときに職業画家として花の絵を描き始めた人。

雑誌のインタビューに答えて

「少女時代から、火事を見てわくわくしたり友だちの着物を羨んだり、こうあるべきということからかけ離れた感情をもってしまうことがとても重荷だった。……感じることよりも、こうあるべきと考えることを優先していたのです」

と、おっしゃっている。

「よい子のタエちゃん」も幼いときからそうだった。

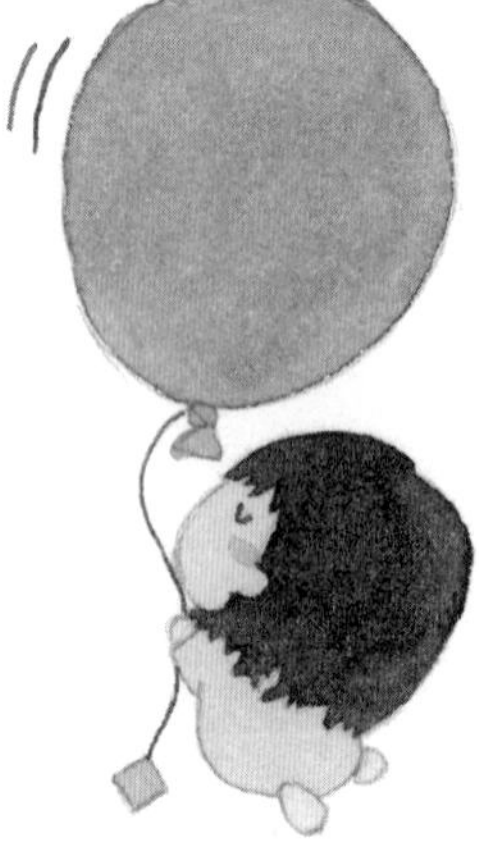

ひがみさん、ねたみさん、そねみさんを心の奥底に住まわせていることが、とてもつらかった。

ゆったり構えた母であるべき……穏やかな妻であるべき……中小零細企業の遣《や》り手と言われる奥さんであるべき……。

めざす着地点は、やわらかく微笑む「ウルトラばばぁ」……であるべき……邪悪な心なんてもってのほか……りっぱな人になるべき……。

なんとたくさんの「こうあるべき」に縛られてきたんだろう。

「わたし」は「わたし」に着地すれば、それでいいのに。

ぶりババ

いい子ぶりっ子は、もうやめた。
ぶりっ子って年でもないから、ぶりババか……。
ぶりババ、いち抜けた。

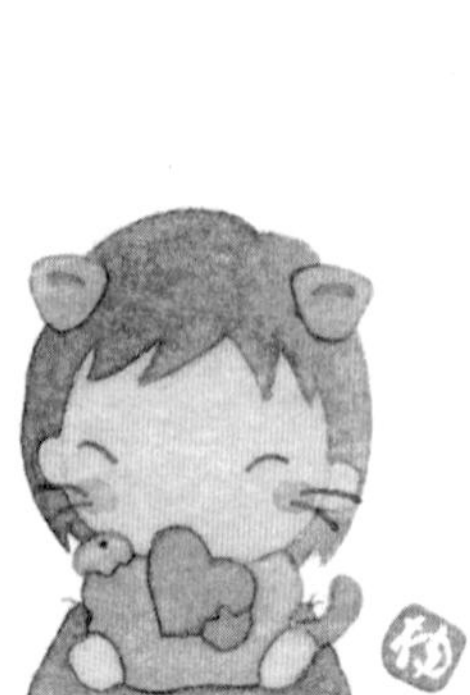

ふくふく

今朝のお味噌汁のにんじん、ハート型に切ってあった。
今度の日曜は、着物で出かける。
小さな文章が新聞のコラムに載っかった。

ふくふくっと感じるささやかな幸せ。

感じるに任せて、ぼやっと日々過ごす。

絹糸

『まさか！　わが子が不登校』（高文研刊）が出版されて十年。

「不登校・ひとりで悩まないで」というシンポジウムに、パネリストとして参加してもらえないだろうかという依頼があった。

これまでそういうことは、ずっと断わり続けてきたはずなのに「わたしでよければ」と、なんとなく引き受けてしまった。

りっぱなこともためになることも言えないだろうけれど、わたしはわたしのまま、経験したことをしゃべればいいだけ……

そんなお気楽な思考回路が、いつのまにかできあがっている。

体はぷよぷよと太ったけれど、心はずいぶんシンプルに軽やかになっておるではないか。

肩の力が抜けた今だから、飾ることなくありのままを伝えられそうな気がする。

学校と距離をおこうとしている子どもに、きょうからできることといえば「やさしい笑顔とおいしいご飯」……。

親はわが子の命を守ればいいんだよ。

子どもたちの不登校は、わたしを母としての原点に戻してくれたし、全く別の価値観があることに気づかせてくれた貴重な体験だった。

宝もののようなあの日々は、絹糸のように穏やかな光を放ちながら細く長く、これからの歳月へと確かにつながっている。

五十四歳の春

五十四歳になった。
体調は夜明け前。
覚えのある症状が、ときどき揺り戻しのように小さく現れては消える。

いつのまにか、なんとなくやり過ごす術さえ覚えて、十年選手の余裕を感じる…
…きょうこのごろ……。

思い出したようにやってくる鬱の波にも慣れたかも。
……あぁ、これこれ。
このいやぁな感じ。
こんなんが毎日毎日続いとったなぁ……。

ピークのころは、身も心もメチャクチャに壊れてしまったようで、ほんと怖かった。

気がつけば、静かな波に身をまかせて、たゆたっている感じ。

ばりばりの元気でもないし、めざすところのやさしい笑顔のウルトラばばぁにもなってはいない。

でも、一日一日いっしょうけんめい生きている……。

それでいいような気がする……。

マギー司郎さんのおっしゃるとおり。

生きてるだけで、だいたいオッケー……。

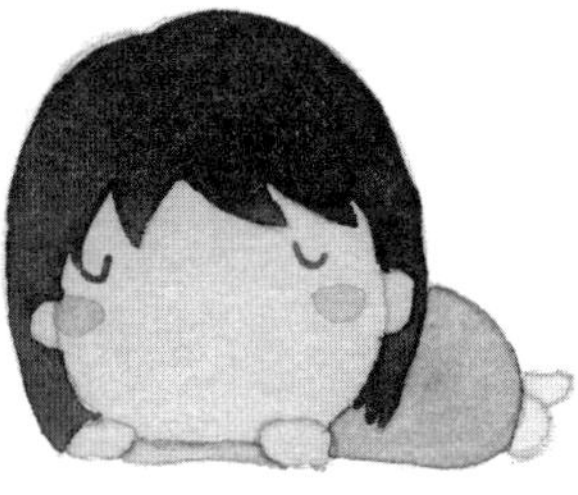

冷蔵庫

冷蔵庫が壊れた。
冷えないから、なにやら臭う。

中身を出して、掃除して、台所もきれいにして、電器屋さんに連絡して……あ〜、考えるだけで頭が痛くなってくる。

冷蔵庫の奥の奥の……一年をも過ぎていると思われる海苔の佃煮、いつからあるのか分からないラー油……ひからびた梅干し……。
台所の片隅に秘密っぽく置かれた袋の中身は、ガスを抜いて捨てなければならないたくさんの使用済みカセットボンベ……。

うえっ……。

いつもなら、ここで足踏みをしてしまってストレスだけがふくらんでいくはずなのに、なぜか、掃除を始めてしまった……。

……で、エイッとばかり知り合いの便利屋さんに電話して、壊れた冷蔵庫もろとも、家中のごみをきれいさっぱり持って帰ってもらった……。

しんどくて泣きながら電話したり掃除したのではないというところに大きな変化を感じて、じんわりとうれしさがこみあげてくる。

こういう日がやってくるんやなぁ。

壊れた冷蔵庫に感謝……。

霧

なぁんだ。
こんな感じで、ぼちぼちと「いい気分」の日がふえていくんだ。
桜の花のピンクが目にやさしい。
あしもとに咲くオオイヌノフグリやホトケノザの小さな花がいとおしい。
五十四歳の春、ぱかっと霧が晴れた日のことを一生忘れん。

十年

「この十年は何だったんだろう」

夫に尋ねてみた。すると、

「これからの人生をよりよく生きるためのもの……」

という気の利いた答えが返ってきた。

見れば、般若心経の解説本を手にしながら
「クウよ、空」
などと、すました顔で悟ったようなことをおっしゃっている。

おおっ。

そう来たか。

やっぱり、悪妻で亭主は育つんだ。

現実に目を奪われている空ろなものの実体を見極めて捨てていかなければ、より大切なものは見いだせないのだそうだ。

そうかもしれない。

しゃがみこんで、うずくまったままの更年期の日々は、つらいからこそ自分と向き合うしかなかった。

あのドヨンとした日々の連なりは、今となっては宝もののようなもん。

大切なものに気づくためには、そういう時間が必要だったのかもしれない。

心も体もメチャクチャになったなかで、たどり着いたのは「こんなわたしが好き」

という感情で、それは「こうあるべき」にがんじがらめに縛られていたこれまでのわたしからの解放だった。

「それでもやっぱり好きなこと」だけが、シャラシャラとふるいにかけられたように残って、「べきである」と無理に力を入れてがんばってきたことは「もう、じゅうぶん」と思うようになってきた。

これからは、自分の感じることを大切に生きていくぞ……。

三十三歳のとき、自宅で始めた補習塾。

少しのブランクを経ながらも、ライフワークと信じてずっと続けてきたはずなのに、心身の不調がピークを迎えた五十歳の春、とうとう今に続く長い休みをとることになってしまった。

学校でも家でもない、もうひとつの子どもたちの居場所をつくりたいという想いは今も変わらないけれど、再開のタイミングは自然にやってくるだろうとのんきに構えている。

感じるままに、ゆるやかに、ゆったりと、身の丈にあったことをやっていければいいいな。

人知るもよし
人知らざるもよし
我は咲くなり

（武者小路実篤）

片田舎の小さな会社の太った奥さんとして、笑顔で仕事場にいよう。
声がかかれば、わが子の「不登校」でいかに自分がアホな母だったかを語りに出かけよう。
着物ライフや金襴緞子《きんらんどんす》のブローチ作りを楽しもう。
いつか、補習塾も再開しよう。

これからもやっぱり、文を綴るおばちゃんでいよう。

わたしにとって、自分の存在を安心して認識できるいちばんは、文章を書いているとき。

わたしがわたしになれるとき。

おりおりに、ちょっと綴っちゃうおばちゃんとして、ていねいに日々を暮らしていこう。


……我も咲くなり。

おわりに

更年期障害の治療にホルモン補充療法があるのは知っていました。それを選択しなかったのは、メリットよりも副作用やリスクについての不安の方が勝っていたからです。

パニック障害を抱えているわたしにとって、苦手な病院に通い、毎日怖がりながら薬を飲み続けるというのも耐えられないことでした。

人工的な治療を避けて、心と体の変化を受け入れていきたいという気持ちもありました。

結局のところ、カウンセリングと漢方療法と夫の理解を支えに、「こんなわたしも好き」と、自分自身にほほえみかけながら書き綴ることで、どうにかやり過ごしてきたように思います。

自分を救うために書き上げた本ですけれど、和やかな「にっこり」が栞みたいに挟み込まれているような、そんな一冊になっていればいいなあと祈り願っています。

あこがれの落合恵子さんからすてきなことばをいただき、夢のようなできごとに感激で胸がいっぱいです。厚くお礼申し上げます。

本にしてくださった高文研のみなさんに深く感謝申し上げますとともに、導き励ましてくださった編集の金子さんに心よりお礼申し上げます。

夫と子どもたち、まわりのすべての人たちに……

ありがとうの気持ちでいっぱいです。

二〇一〇年七月

ぎっくり腰の痛みに耐えながら……

廣中　タエ

廣中　タエ（ひろなか・たえ）

1955年、愛媛県西予市生まれ。武庫川女子大学文学部卒。小学校勤務の後、結婚。一男二女の母。

広島県在住。自営の刺しゅう工房スタッフ。著著に『まさか！わが子が不登校』（高文研刊）

Oh！my 更年期

●二〇一〇年 八 月一五日――――第一刷発行

著　者／廣中 タエ

発行所／株式会社 高文研
東京都千代田区猿楽町二－一－八
三恵ビル（〒一〇一＝〇〇六四）
電話 03＝3295＝3415
振替 00160＝6＝18956
http://www.koubunken.co.jp

組版／株式会社Web D（ウェブ・ディー）

印刷・製本／三省堂印刷株式会社

★万一、乱丁・落丁があったときは、送料当方負担でお取りかえいたします。

ISBN978-4-87498-447-5　C0037